口腔颌面显微外科

Oral and Maxillofacial Microsurgery

理论与操作教程

Concepts & Operative Manuals

主编 季彤 阮敏　主审 张陈平

世界图书出版公司

上海·西安·北京·广州

图书在版编目（CIP）数据

口腔颌面显微外科：理论与操作教程 / 季彤，阮敏
主编 . — 上海：上海世界图书出版公司，2020.8
　ISBN 978-7-5192-7307-1

　Ⅰ . ①口… Ⅱ . ①季… ②阮… Ⅲ . ①口腔颌面部疾
病 — 显微外科学 — 教材 Ⅳ . ① R782.05

中国版本图书馆 CIP 数据核字 (2020) 第 053394 号

书　　名　口腔颌面显微外科——理论与操作教程
　　　　　Kouqiang Hemian Xianwei Waike——Lilun Yu Caozuo Jiaocheng

主　　编　季　彤　阮　敏
主　　审　张陈平
责任编辑　李　晶
装帧设计　江苏凤凰制版有限公司
出版发行　上海世界图书出版公司
地　　址　上海市广中路88号9—10楼
邮　　编　200083
网　　址　http://www.wpcsh.com
经　　销　新华书店
印　　刷　上海颛辉印刷厂
开　　本　787mm×1092mm　1/16
印　　张　13.25
字　　数　250千字
版　　次　2020年8月第1版　2020年8月第1次印刷
书　　号　ISBN 978-7-5192-7307-1/R·546
定　　价　220.00元

编委名单

主　　编　季　彤　阮　敏
主　　审　张陈平
副 主 编　杨　溪　曹　巍
主编助理　杨　嵘
编　　委　（按姓名笔画排序）
　　　　　马春跃　王慧珊　任振虎　刘剑楠　刘喆麒
　　　　　杨文玉　张　煦　陈一铭　林承重　秦兴军
　　　　　章　臻　章一新　彭灿邦　韩楠男

主编简介

季彤，上海交通大学医学院附属第九人民医院主任医师，教授，博士生导师，口腔颌面–头颈肿瘤科副主任、党支部书记，口腔颌面外科教研室副主任，香港大学牙医学院名誉教授，美国密歇根大学口腔颌面外科、耳鼻喉—头颈外科访问学者，新加坡国立大学口腔医学院口腔颌面外科顾问医师。主要从事口腔颌面头颈肿瘤的临床及基础研究、头颈部显微外科修复重建和数字化外科等。近年负责课题11项，包括国家自然基金、国家重点研发计划专项课题、上海市科委项目等。

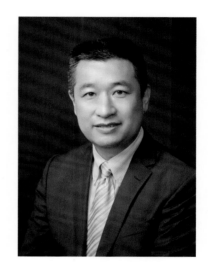

2017年获得科学中国人年度人物称号。现任中国抗癌协会头颈肿瘤专委会常委、青年委员会副主委，中华口腔医学会口腔颌面头颈肿瘤专委会常委，中国医疗保健国际交流促进会颅底外科专委会委员，上海口腔医学会口腔颌面–头颈肿瘤专委会副主任委员，上海市抗癌协会肉瘤专业委员会常委，上海市级医院肉瘤临床诊治中心专家委员会委员，国际口腔颌面外科医师协会（IAOMS）肿瘤与修复重建培训中心、英国爱丁堡皇家外科学院头颈肿瘤培训中心主要成员，国际口腔癌协会（IAOO）会员，国际内固定协会（AO/ASIF）颅颌面（CMF）中国区主席。

主编简介

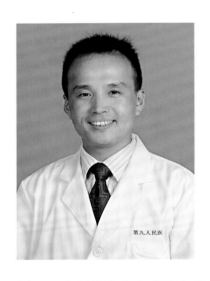

阮敏，上海交通大学医学院附属第九人民医院口腔颌面 – 头颈肿瘤科博士、主任医师、硕士生导师，美国纽约纪念斯隆 – 凯特琳癌症中心和美国得克萨斯州 MD 安德森癌症中心访问学者，主要从事口腔颌面 – 头颈肿瘤的外科治疗，师从我国著名的口腔颌面 – 头颈外科领域专家张陈平教授，在口腔颌面 – 头颈肿瘤的联合根治手术及术后缺损的修复重建上具有丰富的临床经验。现任中国抗癌协会头颈肿瘤专业委员会委员，世界华人肿瘤医师协会委员，上海市口腔医学会口腔颌面 – 头颈肿瘤专业委员会委员，上海市医学会显微外科专委会青年委员，教育部学位中心评审专家，国家自然科学基金评审专家，上海市科技奖励评审专家，河南省科技奖励外审专家。主持国家自然科学基金 3 项，上海市自然科学基金 1 项，先后入选全国优博提名、上海市"浦江人才"、上海市教委优秀青年骨干教师、上海交通大学"晨星学者"、上海交通大学口腔高峰学科"卓越医师"、上海交通大学医学院"新百人计划"等人才培养计划。主编专著 2 部，参编专著 2 部，获得实用新型专利 3 项，累计发表学术论文 30 余篇，其中第一 / 通讯作者 23 篇，SCI 收录 18 篇。

序一

口腔颌面部是人体的解剖部位和重要器官所在地。口腔颌面器官不仅司职咀嚼、吞咽、语言、呼吸等重要生理功能，而且位于人体最显著的暴露部位，是人们表达礼仪，诉求和喜怒哀乐的重要媒介。因此，保护口腔颌面部和对口腔颌面部缺损、畸形能否完美整复已成为衡量现代口腔颌面外科水平的重要标志之一。

20世纪早、中期口腔颌面大型缺损畸形的整复手术主要靠管状皮瓣和含知名血管的轴型皮瓣；20世纪60年代开始了应用显微外科技术施行再血管化的游离组织移植的实验研究，并逐步向临床过渡。20世纪70年代后期该技术已被国内外所承认。如果说在20世纪对此技术还有一定的争议的话，在进入21世纪以后这一技术应当是已全面为医务界所接受，成为远距离游离组织移植的主流。它的主要优点是能保证：①缺损或畸形的一期即时整复（immediate reconstruction）；②能一次形成含皮肤、肌肉、骨、神经等的复合组织以满足整复所需；③能覆盖保护所有的因缺损而暴露的重要器官，如脑组织、重要血管、神经等，减少术后并发症；④有利于减少术后因遗留缺损畸形导致患者的心理障碍和精神创伤。

为了达到上述目的，熟悉、应用显微外科技术（临床应用最多的是微小血管的吻合与神经吻合或移植手术）是保证手术成功的关键。临床医师在临床施术之前必须经过实习培训。不但要掌握理论，还须进行规定数量的动物实验和操作。达到规定要求后方可在临床为患者施术；其目的是保证质量。目前游离组织瓣移植普遍已达到96%~98%的成功率。

上海交通大学医学院附属第九人民医院口腔颌面外科在20世纪70年代后期，从一例应用足背皮瓣行再血管化游离移植修复口腔缺损开始至2019年，已累计完成再血管化游离组织瓣近万例。近20年移植成功率均在98%以上，最优成功率达到98.8%。

为了培养更多的口腔颌面外科临床医师，从1997年开始，该科建立了每年

1–2 次的显微外科学习班。迄今已成功地举办了 52 次，其中包括在东南亚泰国、马来西亚、印尼等国举行的国际培训班。国际口腔颌面外科医师协会（IAOMS，2010 年）、AO 内固定学会（2012 年）以及英国爱丁堡皇家外科学院（2014 年）相继与该科设立了国际培训中心。迄今已培养了 1800 余名国内外医师。

　　为了使显微外科学习班更加规范和保证培训质量，张陈平、季彤教授等特编著了《口腔颌面显微外科——理论与操作教程》。相信这本书的出版不但能进一步将显微外科技术推广，对提高口腔颌面外科专科医师的临床水平也将大有裨益。

　　感谢作者，感谢他们为发展显微外科技术做出的不懈努力！

邱蔚六
2020 年 2 月于上海

序二

显微外科是近代医学领域一门崭新的外科手术技术，借助手术放大镜或手术显微镜，人类可以超越视力的自然限制，清晰地看到原本看不见或看不清的细微组织，使各类手术进行地更加精细、更加准确。1963 年，上海第六人民医院陈中伟教授断肢再植成功，开启了我国显微外科的研究与临床实践，也开创了世界显微外科新纪元。此后，以骨科、整形外科为主的一批老一辈学者，在再植再造和修复重建领域进行了一系列的积极探索与应用。

皮瓣移植修复是显微外科的重要组成部分。1973 年美国丹尼尔（Daniel）教授和上海华山医院杨东岳教授、顾玉东教授分别报告了腹股沟游离皮瓣移植成功，使显微外科进入了大块组织和复合组织吻合血管游离移植的崭新阶段。上海第九人民医院自 1979 年以来，在张锡泽教授、邱蔚六院士的带领下，率先在口腔颌面外科领域开展了显微修复重建手术，大幅提升了颌面部肿瘤的手术指征和根治力度，在提高患者生存率的同时，显著改善了生活质量。现今，娴熟的显微外科操作已经成为现代口腔颌面外科医师做好修复重建手术的必备技能。

显微外科技术作为上海第九人民医院口腔颌面外科临床技能培训的一项重要内容已有 20 余年的历史，自 1997 年张陈平教授及团队创立国内首个国家级口腔颌面显微外科学习班以来，每年开设 1~2 期，以口腔颌面外科及头颈外科医师为培训对象，系统讲述口腔颌面显微外科的基础理论，并结合各类教学模型和大体解剖操作进行操作实践，为学员今后的临床应用打下了坚实基础。至今，已培养 1800 余名掌握显微外科基本操作技术的国内外各级别医师，并先后成为国际口腔颌面外科医师协会、AO 内固定学会以及英国爱丁堡皇家外科学院的授权培训中心。

显微外科技术操作难度相对较高，设备依赖相对较大，具备显微外科技术的医生培训周期也相对较长。因此，显微外科的临床前培训是一个需要全面规划、精心组织和注重实践的过程，一本好的口腔颌面外科领域的显微培训教材，对于学员的规范培训以及获得良好教学效果尤为重要。由张陈平教授主审，季彤教授和阮敏教授总结撰写的《口腔颌面显微外科——理论与操作教程》一书，系统地讲述了显微外科的解剖与病理基础、显微外科相关仪器设备的调试与使用、口腔颌面显微外科基本操作、动物操作模型的制备与应用，同时根据该团队自身的大量临床实践，详实地展示了口腔颌面修复常见组织瓣的制备与临床应用，注重操作细节，强调实践应用，对于口腔颌面外科及头颈外科医师的显微操作培训具有很强的指导意义。

张志愿

2020 年 3 月于上海

前言

本人所在的上海交通大学医学院附属第九人民医院口腔颌面外科团队自20世纪70年代末就开展了显微外科修复手术，是国内最早开展的单位之一，历任学科带头人张锡泽教授、邱蔚六院士、张志愿院士均在这方面做了突出的贡献，享誉国内外。得益于国内外前辈同行的支持与帮助，本人所带领的团队得以在20世纪90年代开始在国内较早的创办了国家级继续教育项目"显微外科技术在口腔颌面外科中的应用"，开始的时候抱着试试看的想法，结果却因内容实用、目的明确，收到了同行不错的反馈，这鼓励我们在近30年内连续举办了45期学习班，学员接近千人，依然深受广大同行的欢迎，学员当中不乏目前国内显微外科届的知名专家，可以说在国内口腔颌面－头颈外科领域推动显微外科技术方面做出了一点工作。同时，由于也是国际口腔颌面外科协会和爱丁堡皇家外科学院的专科培训中心，我们单位每年也吸引了很多的国际同行前来交流访问，因此也受邀在国外举办了12期，也符合国内医学走出国门，走向世界的大趋势，在举办学习班的过程中，也让国际同行认识和熟悉了我国的口腔颌面外科的部分工作。

作为一名从事口腔颌面－头颈外科的近40年的有经验的外科医生，深知显微外科是我们头颈外科工作中离不开的技术手段，但其熟悉和掌握的过程中，却需要经过精心的准本、认真的训练，甚至失败的痛苦，这些过程中在每一位显微外科医生中都存在着相似性，我们结合了个人的成长经验、历年来学员的开展反馈，编写了此本教材，比较详细地描述了动物实验操作训练，并结合大量的临床实例观摩，了解游离自体组织移植的基础理论以及本领域的发展动态，以达到内容实用、目的明确的效果，为今后的显微外科工作打下坚实的基础。

张陈平

2020 年 4 月

目录
CONTENT

第四章　显微外科吻合技术

第五章　显微外科操作训练与动物模型制备

第六章　口腔颌面头颈修复重建常用软组织瓣的制备

第一章
显微外科技术概述

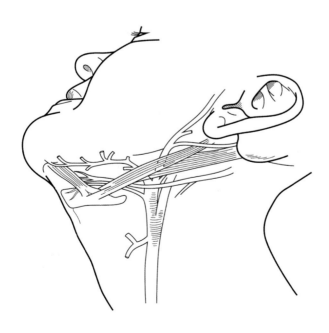

第一节　显微外科技术发展简史

显微外科技术是 20 世纪 60 年代发展起来的技术，是指利用光学放大设备和显微外科器材进行精细手术操作的一种技术。从广义上说，显微外科技术不是某个专科独有的，任何外科专业都可以使用显微外科技术，进而发展成具有本专业特色的分支学科。在手术放大镜或手术显微镜下操作，可以超越人类视力的自然限制，非常清楚地看到本来看不见或看不清楚的细小血管、神经及其他组织，提高对各种正常组织和病理组织的鉴别能力，使各类手术进行得更精细、更准确。20 世纪 70 年代初，显微外科技术才真正应用于临床。经过 40 余年的研究和临床大量病例的实践，显微外科技术已成为各个外科专业不可缺少的基础技术，使外科手术操作由宏观提高到微观，进入一个崭新的阶段。

显微外科的工作范围可以根据不同的组织概括为"五小"，即小血管显微外科、周围小神经显微外科、小淋巴显微外科、小管道显微外科和小器官移植外科。也可以按照专科范围应用于骨科、整形外科、口腔颌面外科和神经外科等。

显微外科技术始于 20 世纪初，1902 年，Alexis Carrel 首次采用三定点连续缝合法吻合大血管取得成功；1916 年，McLean 发现了抗凝血药肝素，并安全地应用于临床，为降低细小血管吻合所带来的血栓形成风险而提供了药物支持；1921年，瑞典耳鼻喉科医师 Nylen 首次介绍使用自己设计、制造的固定式单目手术显微镜为耳硬化患者进行了内耳手术，并取得良好的治疗效果。此后不少耳鼻喉科医师逐步在手术显微镜下进行比较简单的开窗术、镫骨撼动术、股室成形术等手术。

1950 年，美国的 Perritt 与 Barraquer 应用手术显微镜进行角膜缝合，显微外科手术自此进入缝合操作阶段，但仍未引起外界的广泛重视。到 20 世纪 50 ~ 60

年代，显微镜下吻合小血管的动物实验获得成功，小血管技术逐步转化到临床应用。1958 年，美国神经外科医师 Donaghy 在柏林顿建立了世界上第一个显微外科研究和培训实验室。1960 年，Jacobson 与 Suaraz 应用手术显微镜对直径 1.6 ～ 3.2 mm 的细小血管进行缝合，获得较高的通畅率，成为显微外科发展中的重要突破，同时也推动了实验动物中进行显微外科研究的发展。1961 年，Lee 等在鼠体内进行门腔静脉分流手术获得成功。1962 年，Gonzales 等选用小鼠进行肾脏移植手术，随后 Abbott 等亦用鼠进行心脏移植手术，此后显微外科技术在组织器官移植领域迅速发展。

20 世纪 60 年代早期，我国张涤生、林熙等学者就开始了吻合血管组织移植的动物实验，在条件简陋的情况下，成功地将大鼠的后肢移植到颈部；在血管化游离皮瓣移植的动物试验中，成活率达到 66%。1963 年，上海第六人民医院陈中伟、钱允庆等应用显微外科技术对右前臂下端完全性离断的手再植成功，这是世界上首次报道的临床获得成功的断肢再植手术，为全世界的断肢再植开辟了成功的道路。1964 年，Harry J. Buncke 报道了 1 例兔耳朵的成功移植，这是世界上首次成功完成管径 1 mm 以下的血管吻合；1966 年他又首次进行了趾间关节移植的血管吻合修复手指关节缺损，他还建立了许多重要的显微修复重建原则和技术。

20 世纪 70 年代开始，显微外科技术真正进入临床迅速发展阶段。1973 年，上海华山医院的杨东岳教授和美国的 Daniel 教授分别介绍了腹股沟游离皮瓣移植成功的经验，这标志着显微外科进入了大块复合组织游离移植阶段。1975 年，Taylor 等首先报道运用血管化腓骨瓣移植治疗下肢开放性骨折取得成功；1976 年，Harri 等报道了使用股薄肌皮瓣移植修复大腿内侧皮肤缺损；1978 年，中国沈阳军区总院的杨果凡教授首先制取前臂筋膜皮瓣，该皮瓣的皮肤薄而柔软且血供丰富，其设计具有高度的灵活性和可靠性，已被国内外广泛采用，在国际上被称为"中国皮瓣"。1979 年，澳大利亚的 Taylor 等用染料注射研究证明，骨内膜和骨膜的血供遍及整个髂骨，从髂前上棘直至骶髂关节，首次提出以髂骨作为供区皮瓣的可能。1983 年，我国整形外科的宋业光教授首次报道了股前外侧皮瓣的制取并得到广泛推广，应用范围已遍及全身，被许多学者称为"万能皮瓣"，近年来已成为很多医疗中心头颈部缺损修复的首选皮瓣。

1979年，Smith在手术显微镜下进行神经束膜的缝合，明显提高了手术效果；Millesi等对断裂的周围神经进行神经束间的神经移植，因为缝合口无张力，且能准确对合，故功能恢复可达80%，明显好于在张力下直接缝合神经的效果；Taylor采用带血管的神经移植，将供应移植神经的伴行血管与受区血管进行缝合，避免了单纯神经游离移植所造成的缺血状况。自此，显微外科在周围神经损伤的修复中也得到广泛的应用。

由以上显微外科的相关历史可知，虽然自20世纪60年代起已经开始进行小血管吻合、血循环重建组织瓣移植的实验研究，然而在临床上获得成功应用则是1973年以后。应当指出的是，我国是最早获得移植成功的国家之一，在全身开拓合适供区的研究中，我国的修复重建大师们也做出了突出的贡献。

第二节　中国口腔颌面显微外科发展历程

自 20 世纪以来，口腔颌面部组织畸形或缺损的修复重建方法有 3 次大的飞跃第一次是 1917 年费拉托夫皮管被用于临床，使一些大面积的软组织缺损，包括洞穿性缺损得以修复，然而需经多次转移手术方能完成；第二次飞跃是在 20 世纪 60 年代初，动脉皮瓣或称轴型皮瓣被广泛应用于临床，在一定程度上克服了皮管多次转移的麻烦，使一些较大型的颌面缺损能一期完成修复，特别适用于肿瘤根治术后的同期整复；此中额部皮瓣和胸肩三角瓣是典型的代表；第三次飞跃则发生在 20 世纪 70 年代初、中期，自应用显微血管外科技术使血循重建的游离组织瓣移植获得成功以后，它大大促进了颌面整复外科的发展，特别是大面积、复合组织缺损的印刻修复方面显示了巨大的优越性。

在口腔颌面外科领域内，我国在 20 世纪 70 年代后期也广泛应用了显微外科技术，开展了各种血循环重建的组织移植术以及神经显微外科技术。杨东岳等 1974 年在国内首次报道血循环重建的腹股沟皮瓣移植成功的案例，修复的缺损部位就是面颊部。上海第九人民医院自 1979 年以来，在张锡泽教授、邱蔚六院士的带领下，逐步开展了口腔颌面部缺损的显微修复重建，尤其是肿瘤术后的一期重建，得到显微修复重建的保障，打破了某些手术禁区，如颅颌联合根治、颈动脉重建等，使患者能够按程序、按计划完成相关的放疗和化疗，大幅度提高了患者的生存率，改善了生活质量。到 20 世纪 80 年代中期以后，显微外科技术的应用已在口腔颌面外科领域内获得了无可争议的地位，成为口腔颌面外科不可分离的一部分。

目前在口腔颌面外科领域内应用最多的是血管显微外科，即微血管吻合、血循环重建的游离组织移植；其次也用于颌面部神经的吻合及移植，有时也应用于神经切断术等；近年来还有人用于颞下颌关节外科，特别是用于关节盘修补、复位等颞下颌关节修复外科手术。

第三节　口腔颌面显微修复的原则与适应证

由于显微外科技术本身有一定的特殊性，而口腔颌面部有其解剖结构的复杂性，因此，此区域的显微外科手术有一定的难度，临床医师需通过学习班学习和自行训练，掌握显微外科技术，熟悉显微外科的基本原则和适应证，方能在临床开展。

一、严格掌握显微外科手术适应证

（一）全身健康情况

在口腔颌面部缺损的显微外科修复重建过程中，手术难度大，费时较长，受区多为肿瘤切除术后的创面，已受到较大的创伤；同时在供区切取组织，同期手术有两处创伤，对患者术后身体负荷较大。因此，对有全身系统疾病患者，如糖尿病、心血管疾病、肾功能差、肺结核、血液系统疾病等，或年纪较大的患者，均不宜轻易应用显微外科，应术前请相关科室会诊，先改善全身情况后，再酌情考虑治疗方案的选择。

（二）局部适应证

口腔颌面部缺损畸形的修复与重建，大多需要吻合血管、神经后完成组织移植，这就要求供区和受区具有一定条件。受区创面要新鲜，血供丰富，易于移植组织的生长。肿瘤切除后必须切缘阴性，无肿瘤残余，否则肿瘤复发时难以早期发现，移植的组织瓣很难与周围组织愈合。此外，还需考虑移植皮瓣的质地、色泽、厚度与受区相似，这在颌面部的修复重建中尤为重要。同时，供区除了要求具有良好的血管、神经等因素外，不能有外科手术后造成的严重畸形和功能缺陷。目前，应用于口腔颌面部缺损修复重建的远位游离组织瓣，主要有前臂皮瓣、股前外侧皮瓣、背阔肌皮瓣、血管化腓骨（肌皮瓣）和血管化髂骨（肌皮瓣）等。

（三）解剖形态与功能适应证

口腔颌面部是具有特殊结构和功能的解剖区域，在颌面部实施修复重建手术时，无论是先天性还是获得性损害所致的畸形缺损，均应以医学美学为基础，达到恢复其功能形态的统一，在设计组织瓣移植时，不仅应全面考虑患者术后的张口、咀嚼、吞咽、言语、呼吸等功能的恢复，同时还需考虑面容的对称和器官的复位。如下颌骨因肿瘤需行节段性切除时，理应考虑切除后缺损的范围，并制订以恢复功能为主兼顾形态的功能性颌骨整复外科方案以保持其连续性。下颌骨缺损必将影响术后的咀嚼功能和外形，我们应在下颌骨重建的基础上恢复患者的咀嚼功能，并兼顾其外形的对称性。对于牙齿缺损的修复，不同牙齿在形态和功能恢复方面需要区别对待，前牙以恢复形态为主，而后牙则侧重于咬合功能重建。

（四）手术方案的适应证

显微外科手术复杂，手术时间长，有一定的并发症和失败率，为此，在手术方案选择时应考虑：能用简单的手术收到与显微外科手术相同效果时，应首选前者；选用邻近组织转移修复能收到相同手术效果时，则不用远位游离组织瓣。如临床上一般应首先考虑邻近带蒂组织瓣、轴型组织瓣转移、修复重建颅颌面的畸形与缺损，其次再考虑选用显微血管吻合、血循重建的游离组织瓣。

二、熟练掌握显微外科技术

显微外科技术本身有一定的特殊性，是在放大镜或手术显微镜下操作，要求外科医师临床上行显微血管吻合或神经吻合时，必须先经过专门的技术培训，先要在离体模型及动物上（如兔的股动脉、大鼠的尾动脉、颈动脉等）进行吻合操作，以训练手术显微镜的使用和橡皮片的调节，学会在显微镜下观察术野和适应视觉的重建，并能熟练应用显微外科器械以进行血管神经的吻合。只有先通过学习班学习和自行训练，掌握显微外科操作技术和相关组织瓣制备，才能应用于临床患者。

三、医患双方应对治疗达成共识

现代医学模式强调社会、心理因素在治疗中的作用，而口腔颌面部缺损的显微修复重建外科更要重视社会和心理因素。因此，医师和患者要作为一个治疗整体，在思想、情感、心理状态方面进行充分沟通，达到彼此间的信任，最终在手术方案认识上达成共识，并对术中、术后可能产生的并发症能够达到互相谅解。一般来讲，医师是从医疗原则、患者的全身状况、手术的可行性与安全等多方面来考虑的，比较全面；而患者则会根据自身一些情况进行考虑，如颌面部肿瘤患者多会忧虑肿瘤能否根治、术后颜面部是否会产生较大畸形和功能障碍、畸形能否修复等。因此医师必须针对患者的思想情况和心理因素，有针对地进行解释和说服工作，既要尊重患者的要求，又要符合医疗原则，力求使医患双方在治疗方案上达成共识。

四、术中和术后良好处理

术中的熟练操作与术后的认真仔细护理，可以降低显微外科并发症、提高治疗成功率，在此过程中主要的步骤有以下几个方面。①创口的处理：无论是外伤或肿瘤切除，务必保持创口干净新鲜，污染创口需清创后行抗生素液冲洗；颌面部创面要严密止血，防止皮瓣下方形成血肿；②正确的血管吻合：口腔颌面部吻合血管位置较深，要求血管蒂较长，应保证在无张力情况下吻合，过长的血管蒂不要扭曲；血管移植到受区，其口径与受区血管口径相仿，应做端端吻合；若两者口径相差较大，可行端侧吻合，正确的血管吻合是手术成功的保证；③术后用药：血管吻合术后不宜采用任何类型的止血药，相反的，应该用抗凝剂和血管扩张剂，改善血液循环，并选择应用抗生素和营养支持。④术后护理：包括生命体征的监测和有关并发症的处理，以及术后的口腔护理、创口处理、敷料更换和营养支持。同时，应对皮瓣进行仔细观察，注意皮瓣的颜色、温度、质地皮纹和毛细血管充血情况，在术后 72 小时内，容易发生血管危象，一旦发生，则应及时进行手术探查。

参考文献

1. 朱家恺. 显微外科学. 人民卫生出版社, 2008.

2. Peter C. Neligan, Fu-Chan Wei. Microsurgical Reconstruction of the Head and Neck. Quality Medical Publishing, 2010.

3. Fu-Chan Wei, Samir Mardini. Flaps and Reconstructive Surgery. Saunders, 2009.

4. 侯春林、顾玉东．皮瓣外科学．上海科学技术出版社，2006.

5. 季彤；张陈平．下颌骨节段性缺损 541 例临床回顾性研究．中华口腔医学杂志，2006.

6. 张陈平；张志愿；邱蔚六 等．口腔颌面部缺损的修复重建——1973 例临床分析．中国修复重建外科杂志，2005.

7. Yu P, Chang DW, Miller MJ. Analysis of 49 cases of flap compromise in 1310 free flaps for head and neck reconstruction. Head Neck. 2009 Jan;31(1):45-51.

8. Cordeiro PG.Frontiers in free flap reconstruction in the head and neck. J Surg Oncol. 2008 Jun 15;97(8):669-673.

9. Bianchi B, Ferri A, Ferrari S etc. Free and locoregional flap associations in the reconstruction of extensive head and neck defects. Int J Oral Maxillofac Surg. 2008 Aug;37(8):723-729.

10. Bozec A, Poissonnet G, Chamorey E etc. Free-flap head and neck reconstruction and quality of life: a 2-year prospective study.Laryngoscope. 2008 May;118(5):874-880.

11. Vaughan ED.Functional outcomes of free tissue transfer in head and neck cancer reconstruction. Oral Oncol. 2009 Apr-May;45(4-5):421-430.

12. Thorwarth M, Eulzer C, Bader R. Free flap transfer in cranio-maxillofacial surgery: a review of the current data. Oral Maxillofac Surg. 2008 Sep;12(3):113-124.

第二章
显微外科的解剖病理
基础知识

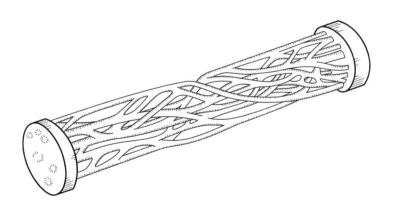

第一节　显微血管的功能解剖

从显微外科解剖学角度看，缝合的血管口径一般为 0.5 ~ 3.0 mm，可分为：

（1）显微小血管　血管外径 3 ~ 1.1 mm。

（2）显微细小血管　血管外径 1 ~ 0.6 mm。

（3）显微微小血管　血管外径 0.5 ~ 0.15 mm。

无论是动脉还是静脉，血管壁一般分为内膜层、中膜层和外膜层（图 2-1 和图 2-2），具体介绍如下。

一、内膜层

为血管壁三层中最薄的一层，根据其组织学成分又分为三层。

1. 内皮细胞层

由单层内皮细胞所组成，覆盖血管壁最内层，与血管腔内血液直接接触。内

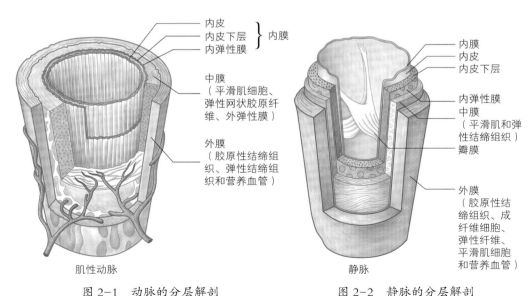

图 2-1　动脉的分层解剖　　　　图 2-2　静脉的分层解剖

皮细胞腔面光滑、透明。细胞大多呈纺锤形，长 25μm，宽 10～15μm，周边厚 0.1～0.3μm，在细胞核处为 2～3μm，它们呈纵形排列，与血流方向平行。细胞间的间隙很小。当内皮细胞受到刺激后细胞收缩，则细胞间隙增宽而致内皮层胶原纤维外露，易致血液凝固。静脉内细胞表面有较多绒毛，有利于氧吸收。

正常内皮细胞对维持血液在管腔内的流动，不发生凝固起着相当重要的作用。一旦内皮细胞受到损伤（物理性、化学性、缺氧性）则其抗凝功能必然受到破坏，血液易在损伤的内皮细胞处发生凝固。因此，显微外科手术中一个极其重要的原则，就是尽可能使血管内皮细胞的损伤减少到最低程度，以保证其正常抗凝功能的充分发挥。

2. 内皮下层

在内皮细胞的外周有一薄层疏松的结缔组织，其中主要成分为胶原纤维细胞。胶原纤维带强离子正电荷，在其化学结构中含有 2 个活跃的不饱和氢链。这 2 个不稳定氢链极易与血小板膜上的氢链发生结合，因此，胶原纤维是血小板凝集的激活物。胶原纤维这种理化特性与内皮细胞相反，有极强的血液凝固机能。在显微血管外科手术中，避免内皮下层胶原纤维的外露是预防血栓形成的重要环节。

成纤维细胞是体内生长最活跃的细胞，它本身除不断形成胶原纤维外，有些学者认为当内皮细胞损伤脱落后，该处的成纤维细胞能分化成新的内皮细胞，是损伤处内皮细胞再生的来源之一。

3. 内弹力层

为血管壁内层与中层的交界组织，为一薄层弹力纤维所形成的膜，呈环形，膜上有许多小孔，它的主要功能是维持血管弹性。

二、中膜层

中膜层在小血管的动脉中是最厚的一层，主要含有 20～40 层平滑肌，这些平滑肌呈环形或螺旋形排列，平滑肌肌束之间夹有弹性纤维、胶原纤维与成纤维细胞。在静脉中此层的平滑肌组织较少。

正常血管平滑肌细胞的收缩与松弛是受神经与体液因素调节的，由于各部位血管所含受体的质与量有所不同，交感神经兴奋时，皮肤内的血管收缩（α 受体兴奋），而骨骼肌内的血管舒张（β–乙酰胆碱受体兴奋）。不论神经或体液因素使平滑肌细胞收缩或松弛，它的生化过程主要是通过肌细胞内钙离子浓度的变化来完成的。在神经或体液因素的作用下，肌细胞膜上鸟苷酸环化酶激活，使肌细胞外游离钙进入肌细胞内。当胞质内 Ca^{2+} 浓度超过 5×10^{-6} mol/L 时，肌纤维中的原肌凝蛋白与肌凝蛋白的主体结构发生改变，致使肌凝蛋白（粗肌丝）与肌纤蛋白（细肌丝）结合，引起肌丝滑动，肌肉收缩。肌肉收缩时释放的 ATP 激活了肌细胞腺苷酸环化酶，使肌细胞内游离钙排到细胞外，当胞质内 Ca^{2+} 浓度在 5×10^{-8} mol/L 以下时，原肌凝蛋白恢复了原来主体结构，从而阻止肌凝蛋白与肌纤蛋白的结合，肌丝间关系恢复，肌肉松弛。

三、外膜层

血管外膜层的主要功能是维持血管的正常形态，其成分为结缔组织，其中胶原纤维及弹性纤维呈纵形排列。在口径较粗的血管外膜层内含有散在性纵形平滑肌束。弹力纤维在近中膜处集中形成外弹力膜，作为中膜与外膜的分界。外膜中有血管、淋巴以及丰富的神经纤维。外膜层的神经与血管供应主要分布在中膜层，也是血管壁本身的营养与神经调节部位。在显微血管手术中过度地剥离外膜对血管壁的营养供应是有害的。但外膜中含有大量的胶原纤维及神经纤维，如果它们进入血管腔内，是强烈的促凝及血管痉挛因素，因而在吻合口彻底剥离也是十分必要的。

从显微外科组织学角度看，动脉管壁三层分界明显。内膜薄，内皮细胞层未明显显示，内皮下层结缔组织较疏松，内弹性膜为一层波浪状的均质性结构。中膜厚，主要由数十层环行平滑肌组成，肌纤维间有少量胶原纤维和弹性纤维。外膜较厚，为疏松结缔组织，近中膜处可见几层弹性纤维组成的外弹性膜，排列较乱，呈红色的点状或条状（图 2-3）。静脉管壁的三层分界不及动脉明显。内膜无内弹性膜；中膜较薄，环行平滑肌较少，分布松散；外膜较厚，结缔组织疏松，可见被横切的纵行平滑肌束（图 2-4）。

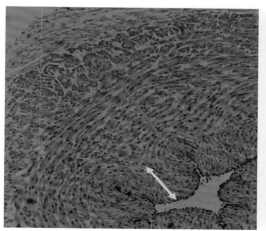 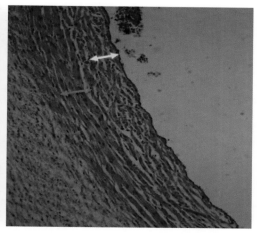

图 2-3　动脉管壁的组织学解剖　　　　　图 2-4 静脉管壁的组织学解剖

第二节　显微血管吻合后的愈合过程

显微血管吻合后，血管壁各层组织均会发生相应的病理改变，缝合的技术水平不同，病理变化的程度各异。动脉的变化比静脉发生早，而且更明显。

一、动脉

1. 术后 24 小时血管壁的变化

（1）内膜层　吻合口四周内皮细胞呈损伤性变化，内皮细胞肿胀，部分脱落；内皮下层呈细胞浸润及创伤性增生反应；内弹力膜层消失。

（2）中膜层　平滑肌细胞发生变性、坏死。

（3）外膜层　呈细胞浸润及创伤性增生反应。

2. 术后 3 天血管壁的变化

（1）内膜层　在内皮细胞脱落区开始出现新生的内皮细胞。新生的内皮细胞，可来自邻近吻合口的正常内皮细胞的增殖，这类新生的内皮细胞其抗凝、解痉功能好；也可来自内皮下层成纤维细胞的分化。还有报道来自平滑肌细胞、血液中单核细胞或血小板的演变；内皮下层细胞浸润现象开始减少，结缔组织继续呈增生性反应；内弹力膜层仍消失。

（2）中膜层　平滑肌细胞继续呈变性、坏死反应。

（3）外膜层　细胞浸润减少，结缔组织继续呈增生性反应。

3. 术后 5 ~ 7 天血管壁的变化

（1）内膜层　新生的内皮细胞已越过血管吻合裂隙的血栓表面，开始覆盖缝线。新生内皮细胞的生长速度取决于实验动物种类、动物年龄及缝合质量；内皮下层细胞浸润已消除，内皮下层是继续增生抑或开始消退，主要取决于吻合口的缝合质量。创伤严重，缝合质量差，异物反应多者，内皮下层可明显增生，引起管腔狭窄或继发性吻合口闭塞；内弹力膜层重新出现，是内膜层修复基本完成的标志。

（2）中膜层　平滑肌变性、坏死范围缩小，邻近平滑肌细胞出现增殖现象。肌细胞间结缔组织、成纤维细胞增生。

（3）外膜层　若创伤程度轻，剥离范围小，外膜层的创伤反应在1周时已开始消退。

4. 术后2周血管壁的变化

（1）内膜层　内皮细胞完全恢复正常；内皮下层反应已消退；内弹力膜层恢复正常。

（2）中膜层　原平滑肌坏死已被结缔组织所替代，并且范围逐渐缩小，邻近平滑肌细胞进一步增生。

（3）外膜层　已恢复正常。

5. 术后8周血管壁的变化

（1）内膜层　内皮细胞、内皮下层、内弹力膜层恢复正常。

（2）中膜层　除残留少量瘢痕组织，已被增生平滑肌细胞所替代，标志着中膜层修复的完成，形成动脉瘤的机会已不存在。

（3）外膜层　完全恢复正常。

二、静脉

静脉吻合后的修复过程与动脉类似，但修复速度明显慢于动脉，常常在术后4～6周，吻合口的缝线与壁层血栓的表面才被内皮细胞逐渐覆盖，静脉中层平滑肌较少，其内膜下的增生也不如动脉明显。静脉的血流速度较缓慢，血流对壁层血栓的冲刷力小，故静脉的壁层血栓多于动脉。在静脉吻合口常常可见部分管壁坏死，但并不影响血管通畅。有关血管壁组织正常结构与修复方式见表2-1。

表 2-1　血管壁组织正常结构与修复方式

血管壁层次	组织成分	供氧途径及耐缺氧能力	合成血管活性物质	修复方式和速度	主要功能	临床意义
内膜层	内皮细胞	由血液直接弥散提供氧及营养物质，耐缺氧能力最低	最强	变性、坏死、脱落，由邻近内皮细胞、成纤维细胞再生，第3天已开始，7天左右完成	调节血管张力和凝血功能，防止血液中有形成分（如血小板）吸附	保护内皮细胞的抗凝、解痉功能，是显微外科的重要原则
内皮下层	胶原纤维，成纤维细胞	主要由血管壁营养血管末梢支供应，耐缺氧能力极强	有	细胞浸润，成纤维细胞增生，7天完成	血管损伤后的凝血功能为支持组织	减少胶原纤维外露，是预防血管内血栓形成的重要环节
中膜层	平滑肌	主要由血管壁营养血管供氧，血供丰富，耐缺氧能力低	有	变性、坏死、瘢痕替代，由邻近平滑肌细胞、成纤维细胞再生，4~8周完成	改变血管口径，调节器官及组织的血流量	减少平滑肌损伤程度及缺氧时间，是预防血管痉挛的重要措施
外膜层	疏松结缔组织，内含血管壁的淋巴、血管及神经组织	由血管壁营养血管末梢支供应，耐缺氧能力强	最小	细胞浸润，成纤维细胞增生，5~7天完成	血管壁的支持组织，营养血管壁	血管吻合时外膜剥离不宜过多，以免影响血管壁的营养及血管吻合后的再生能力

三、显微血管吻合后血管内皮扫描电镜的观察

扫描电镜下可以动态观察血管吻合口内皮的愈合过程，小血管刚缝合时，内膜撕裂，内膜下层结构外露，缝线周围血小板聚集。根据吻合口处覆盖的成分不同，可把这个过程分为初期、中期和后期 3 个阶段。

1. 血管内皮的愈合初期

血管内皮的愈合初期是指从完成血管吻合至血管通血后 2 小时内。在此期间，

吻合口的针孔及裂隙被大量血小板吸附充填，称血小板充填期，是内皮细胞修复的最初过程。血小板吸附充填，在生理功能上堵塞漏隙，保证血流通畅。血小板在局部充填也为内皮细胞愈合提供了营养与修复物质。但血小板过度地吸附与集聚则会产生不利影响，最后可导致吻合口血小板血栓形成，阻塞吻合口。影响吻合口处血小板吸附量的因素有针孔大小、内皮细胞损伤的范围与程度（包括机械性损伤及缺血性损伤）。血小板的吸附过程在通血后 15 ~ 30 分钟内最为明显，故手术后 30 分钟左右是血管内形成血栓的好发时期。减少缺血时间、良好的操作技术与精细的缝合器械，是防止血栓形成的关键因素。

2. 血管内皮的愈合中期

血管内皮的愈合中期是指血管通血后 2 ~ 48 小时。在此期间，血小板通过激活血浆中的凝血酶原，使纤维蛋白原转变为纤维蛋白，在血小板表面形成许多丝状结构，使吻合口处的血小板充填物逐渐被纤维蛋白所覆盖，称为纤维蛋白覆盖期。该期形成血小板血栓的机会已明显减少，但纤维蛋白尚能网罗血液中的血细胞而形成混合血栓，特别易发生在血流缓慢的静脉吻合口处。

3. 血管内皮的愈合后期

血管内皮的愈合后期是指血管通血 48 小时后至术后 2 周。此期吻合口四周内皮细胞沿纤维蛋白爬行生长，称为内皮细胞生长移行期。在术后 72 小时，吻合口 47% 的面积已被内皮细胞覆盖。当一个吻合口几乎有一半针孔与裂隙被内皮细胞覆盖时，其再形成血栓的机会已很少。因此，随着时间的推移，内皮细胞生长越多，细胞越成熟，血栓形成的可能性越小。多数吻合口在 10 ~ 14 天完成内皮细胞覆盖。内皮细胞生长速度同样与内皮细胞遭受损伤的程度与范围有关。保护内皮细胞是维持血管吻合口通畅的最关键的因素。

第三节 显微缝合后血栓形成的病理生理

100 年前，Virchow 就指出血管内血液凝固与三个因素有关：血管壁的损伤、血流动力学的改变和血液凝固成分的改变。显微手术吻合，对小血管而言，仍是一种严重损伤，使得吻合口局部有形成血栓的倾向。手术后 48 小时内，在显微镜下，通过透明的血管壁，可以观察到血管损伤后的一系列变化。随着时间的进展，小血管损伤的修复，发生血栓的危险明显减小。手术 72 小时后，仅极少数血管再发生阻塞。

动脉血栓形成，常是断肢再植或吻合血管的游离组织移植早期失败的主要原因。血小板和促凝血物质集聚，使血栓逐渐增大，是晚期静脉阻塞的原因。小血管吻合口处发生血栓形成的主要因素有：①血管壁改变；②血液凝固性增加；③血流动力学紊乱。

一、血管壁改变

小血管在正常情况下，有一层不引起血栓形成的内皮细胞覆盖于内壁。紧贴内皮细胞的内膜下层，具有强烈诱发血栓形成的能力。内膜下层内含有非胶原性微细原纤维、血管基底膜及弹性硬蛋白，偶尔亦有胶原纤维。这些组织中，纤维蛋白有非常强的血栓形成作用。此外，血管腔内的缝线等异物，对血栓形成亦有促进作用。

造成内皮细胞损伤最常见的原因是机械性和化学性损伤。未引起注意的小血管内膜损伤，可能是显微移植效果不佳的主要原因。牵拉血管到一定程度，虽不致引起血管破裂，但可导致内膜撕裂及剥脱，这种改变可波及距血管断裂处相当长的一段。另外，手术时钳夹血管、器械接触，都可造成血管内膜损伤。

化学物质对血管内皮的损伤亦不可忽视。已证明，血管造影剂会引起一定程度的血管损伤。术后血管造影引起游离皮瓣移植失败已有报道。氯丙嗪是一种曾用于显微外科手术中的血管扩张剂，有人发现，在手术损伤的血管上应用氯丙嗪，可使形成的血栓在数量上大大增加。有一些药物，在血循环正常时对血管无害，但若注入缺血部位血管内或与损伤的小血管接触，则可出现毒性。有证据表明，在某种情况下，普鲁卡因可能具有血管内皮毒性。但由于目前只有少数关于化学物质对血管吻合影响的研究，因此任何未被证明为无害的物质，都应避免使用。

二、血液凝固性改变

血小板与胶原、微细原纤维、缝线等接触后，能黏附于其表面，并出现"释放反应"，血小板分解并将其贮存颗粒中的物质释放到周围介质中。这些贮存颗粒含二磷酸腺苷（ADP）、5-羟色胺及组织胺。这些物质可使更多的血小板在局部聚集。ADP 的刺激可能是引起这种继发性血小板聚集的主要原因。这种变化的早期是一个可逆的过程。

手术中，血液凝固性会发生明显变化，这种变化在术后早期会导致静脉栓塞。有学者报道，血栓至少有 50 % 可能是在手术过程中形成的，这可能是导致手术中及手术后小血管阻塞的一个因素。研究结果表明，手术中和手术后血小板反应性及凝血因子Ⅷ的活性均增强，纤维蛋白原增加，纤维蛋白溶酶原及自发的纤维蛋白溶酶活力均降低，使得纤维蛋白有沉积过多的趋势。

三、血流动力学改变

正常血流具有层流性质，红细胞在中央，血小板在周围，仅血液流动紊乱这一种因素，就足以引起血小板沉积在血管壁上。血管壁表面凹凸不平，可以打乱血液的分层流动，从而形成一个"湍流"。湍流内血液在原地不断旋转，血细胞受到损害，并释放出 ADP，后者进一步刺激血小板，使其更易聚集。血小板在ADP 和凝血酶作用下，可以黏附于看似正常的内皮细胞上。研究表明，肋间动脉开口处外侧是容易发生血小板聚集的部位，这可能与该处血流的形状有关。在血管呈锐角弯曲处和血流由直径较小的近端血管流入直径较大的远端血管处，血液的涡流都会增加（图 2-5 和图 2-6）。在临床上，从较大动脉成直角分出来的小

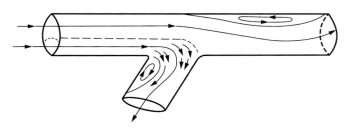

图 2-5　在血管分叉处血液涡流

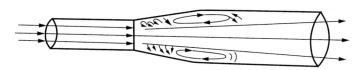

图 2-6　血液由小口径血管流入大口径血管时的涡流部位

动脉或"Y"形分叉处的小动脉，都不宜作为组织移植的动脉，因为这些血管起源处周围血流的特点，使血栓形成的危险性增加，这些血管容易发生阻塞。

四、血管痉挛与血栓形成

血管痉挛常发生在手术进行中。血管痉挛使吻合口血流减慢，若不及时解除痉挛，则很容易形成血栓，使血管阻塞。其原因可能是血流慢时，吻合口局部血小板所释放的促凝物质浓度增高，加之血流对吻合口沉积的纤维蛋白冲刷作用减弱。小儿血管弹性强，故血管痉挛较成人尤为严重。

1. 造成血管痉挛的因素

造成血管痉挛的因素较多，较常见的有：①血容量不足使小血管反应性收缩，以及低血压使血管得不到正常的充盈压；②机械刺激，如血管的游离解剖、血管受到挤压或牵拉等，使得血管反射性痉挛。③寒冷刺激；④血管干燥刺激；⑤血管外层接触新鲜血；⑥炎性渗出物的刺激；⑦错误地应用了血管收缩药物等。其中前 5 种较为常见。

2. 预防血管痉挛的方法

常用的方法有：①麻醉效果必须满意；②补足血容量；③室温保持在 25℃ 左右；④解剖和缝接血管时要精细操作，尽量减小对血管的机械刺激；⑤经常以温暖的肝素－利多卡因盐水冲洗已分离的血管；⑥彻底清创和冲洗炎性渗出物；⑦禁止使用升压药。

3. 血管痉挛的处理方法

一旦发生血管痉挛，可用下列方法解痉：①血管表面滴注利多卡因，一般3～5分钟后血管可能解痉。②血管表面应用6％硫酸镁溶液湿敷。③机械扩张法：用显微持针器或镊子插入血管内1～2 mm，利用镊子弹性，轻柔地持续扩张，直到痉挛解除。④液压扩张法：用平头针插入血管断端，或细的长头针自血管壁刺入管腔，注入肝素盐水行封闭性加压扩张。但有人认为，液压扩张对血管内皮损伤较大，且操作较难，故不主张应用。以上两种解痉方法，直径在1 mm以下的血管最好不用此法，以免损伤血管内膜。

第四节　显微神经的功能解剖

　　周围神经由神经纤维、结缔组织、血管、淋巴管，以及外胚层分化来的特殊支持细胞组成，它是肌肉、皮肤等组织与中枢神经系统之间的联系通路。神经纤维集中成束走行，这些神经束由结缔组织联系在一起组成周围神经。

　　周围神经大多为混合神经，根据电生理学性质，神经纤维可分 3 类：A 类包括有髓的传入和传出纤维，直径一般在 2.5 ～ 16μm，传导速度 15 ～ 100μm/s；B 类是自主神经的节前纤维，为有髓纤维，直径 3μm，传导速度 3 ～ 15 pm/s；C 类包括无髓的传入神经和自主神经的节后纤维，直径 0.2 ～ 1.5μm，传导速度 0.3 ～ 1.6 m/s。

　　雪旺细胞是神经纤维的重要结构。在周围神经系统内，雪旺细胞包绕每根轴突。在有髓神经，其细胞膜通过复杂折叠，形成板层状结构包绕轴突，称为髓鞘。细胞体在髓鞘外。无髓纤维则仅为雪旺细胞包裹，而无板层状结构。雪旺细胞外有一层基底膜包裹，使其与成纤维细胞、吞噬细胞、巨细胞等外层细胞隔开。雪旺细胞是否形成髓鞘很可能与轴突类型有关，并对轴突有营养功能。

一、周围神经的解剖

　　周围神经的基本组成单位是神经纤维，许多神经纤维集合为神经束，若干神经束组成神经干（图 2-7）。神经干内的神经纤维并不是始终沿看某神经束走行，而是不断地从一个神经束到另一个神经束。通常人们通俗地将神经干当作一条电缆作为比喻，但其内部结构并不完全相间，在电缆包裹的内部电线是完全平行而不出现交销穿插，但在神经外膜包裹的内部神经纤维则在神经束间互相穿插交错。因此在手术中沿神经干纵行劈开时，对神经束间交错的纤维有可能损伤。

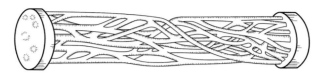

图 2-7　神经结构示意图

一般在神经的远侧段，神经束间纤维交错较少，借疏松结缔组织隔开，手术时容易按神经自然分束纵行分离，对神经纤维的损伤小；但在神经干的近侧段，神经束间交错穿插的神经纤维很多，手术强行劈开时，对神经纤维的损伤较大。神经束间纤维交错的程度也与神经束的功能性质有关。运动束的束间交错纤维较多，手术时能将运动神经束进行钝性纵劈的距离很短，易撕断交错纤维，对神经功能破坏较大；感觉神经束间交错纤维少，能按自然分束无损伤的纵行劈开距离较长。

周围神经干内除神经纤维外，尚有大量的间质组织。间质组织内包含有胶原纤维、弹力纤维、脂肪组织、营养血管和淋巴管等。这些间质组织大量分布在神经束之间，少量分布在神经束内。由于神经干内间质较多，神经束在干内的位置排列变化较大。所以神经的断裂性损伤经过清创处理后，有的神经缺损的距离虽然不长，但常出现两断端神经束排列不一致的情况。这增加了神经断端缝合时功能束准确对位的难度。

1. 神经纤维

神经纤维是由神经元的突起和周围特有的鞘膜组成。轴突的鞘膜发生来源于外胚层，主要是雪旺细胞鞘。较粗大的周围神经轴突，在雪旺细胞鞘的内方还包有髓鞘；细小的周围神经轴突则无髓鞘。根据髓鞘的有无，又可将神经纤维分为有髓神经纤维和无髓神经纤维两大类。

（1）有髓神经纤维　粗大的神经纤维都有髓鞘，包裹在神经轴突的外面。雪旺细胞鞘和髓鞘每隔一定的距离被郎飞结 (nodes of Ranvier) 所隔断。

（2）无髓神经纤维　细小的神经纤维都是有髓鞘的，每个雪旺细胞可包裹 5 ~ 20 条无髓纤维。

全部脊神经中都含有感觉、运动和交感神经纤维。在神经再生过程中，运动或感觉神经纤维必须与功能相适应的细胞或组织重新建立关系。如运动神经再生的轴突与运动终板联系，感觉神经再生的轴突与原功能相同的感受器建立联系才能恢复神经的功能；如果把功能不相同的神经束错误地缝接起来，将影响功能的恢复。神经不能分为单纯的运动神经或感觉神经，大部分都是混合性神经。例如，在到肌肉的肌支神经中，除止于终板的运动纤维外，尚有到达肌梭同肌肉深部感觉的神经纤维；在皮支神经中，除大量与皮肤深浅感受器相连的感觉纤维外，尚有不少到达汗腺和竖毛肌的交感神经纤维，后者具有运动功能。

2. 结缔组织膜

周围神经外面有 3 层由结缔组织构成的支持性鞘膜，分别称为神经内膜、神经束膜和神经外膜。这些结缔组织与周围神经显微外科缝合方式有密切的关系。

（1）神经内膜　神经内膜是围绕雪旺细胞的一层薄膜，含有少量结缔组织纤维和极少的扁平的结缔组织细胞所组成。

（2）神经束膜　若干神经纤维聚集组成神经束，外面包有神经束膜。神经束膜的厚度 2 ~ 100 μm，差别很大，与神经束的粗细成正比。束膜组织是同心圆状板层结构，可分为 3 层。

1）内层　由单层束膜细胞构成，称为神经束膜上皮。此层内壁光滑，与神经内膜间有一定的移动性。在束膜细胞交界处，胞质突起相互汇合，形成紧密的细胞结合层。细胞的基底膜相互融合，形成单层的隔膜，起到阻止感染蔓延的屏障作用。

2）中层　又称板状层，由束膜细胞组成整齐的同心圆排列，数层至十多层不等。束膜中的胶原纤维有收缩能力，所以神经纤维在囊内呈波浪形松弛状态，当切断神经时，神经束膜出现退缩现象。

3）外层　为神经束膜与神经外膜的移行部分，胶原纤维逐渐增粗，排列不整齐。神经束膜的抗张力性较强，在显微外科手术中，可行神经束膜缝合术。神经束膜的功能是：①神经束膜上皮细胞质内有体液作用，可完成物质的主动输送；②屏障抗感染作用；③保持神经束内的正压，若将神经束横行切断，神经内胶冻状液突出而呈蘑菇样；④支持作用。血管通过神经束膜时，一般是斜行穿过，故神经束内压力增高时易阻断血供。神经束膜内无毛细淋巴管存在，故束膜内水肿时不容易引流。

3. 神经外膜

神经外膜是周围神经最外层的疏松结缔组织，由纵行的胶原纤维束组成，其中有营养血管和淋巴管。其外层与神经系膜相连，有节段性的血管经系膜进入神经外膜。神经外膜在神经表面有一定的滑动范围。神经外膜的疏松结缔组织不仅包在神经干的外面，也深到神经束之间。神经外膜在不同部位多寡不等，可占神经截面积的 22% ~ 80%。神经束数目较多处，神经外膜占的比例大；神经外膜在关节附近变得致密。

二、周围神经的血供

周围神经的血液供应甚为丰富，在神经干的每个层次中均有血管网丛，并在每层之间和每一段落之间均有很发达的侧支循环，对保证神经的正常生理功能有重要的意义。

1. 神经伴行血管

神经干的某些段落常有较粗大的血管与其伴行。但是这些伴行血管短于神经干，往往只与神经的一个段落相伴行。神经伴行血管属于神经外部的血管系统，通常由 1 个动脉与 2 个行静脉组成血管束。伴行血管的本干并不直接供养神经，而是通过伴行过程中，沿途分出节段血管陆续进入神经干内。伴行血管除发出分支供养神经外，还沿途发出分支供养邻近的肌肉、结缔组织和皮肤。有些神经干的伴行血管的管径较为粗大，有可能在施行吻合血管神经移植术时，选为吻合用的血管束。

2. 神经节段血管

在周围神经主干的全长距离内，每间隔适当的距离，陆续有数目不等的节段血管进入神经干内。节段血管的来源不一，可能发自：①伴行血管；②邻近的其他血管干；③邻近的肌支；④邻近的皮支。阶段血管进入神经干的结缔组织，通常称为神经系膜。节段血管到达神经外膜后，旋即分为开支和降支。上下位阶段的升、降支相互吻合，延续成为纵贯走行的神经外膜血管。节段血管的管径虽然在肉眼下尚可辨认，但已经较为细小，直径已在 0.2 mm 以下，已不能选为吻合血管用的血管束。但根据节段血管均来源于邻近血管干或伴行血管这种局部解剖学特点，临床上施行吻合血管神经移植时，常采取连同邻近血管干或伴行血管一起取材的方法，通过吻合粗大的邻近血管干或伴行血管，以达到保存神经血供的目的。根据节段血管必须通过神经系膜这特点，手术时应注意加以保护，使神经系膜不与神经干分离，以保持该段神经的血供来源。

3. 神经外膜血管

各节段血管的升支与降支沿神经外膜纵行吻合，形成神经外膜血管。神经外膜血管纵贯神经的全长，手术中清晰可见，是神经断裂伤后对位缝合的良好标志。由外膜血管发出短的横交或斜支，呈弓状在神经束表面越过，行向神经深部，延续形成神经束间血管网。

4. 神经束间血管网

由神经外膜血管的分支延续形成的血管网，位于神经束间的外膜疏松结缔组织内，常呈弯曲盘旋状。这种形态排列表明，神经束间血管网对神经长度的改变有一定的适应性。在神经位置改变或被轻度牵拉时，由于弯曲的形态留有伸展的余地，不至于立即挤压血管。只有当神经被过度牵拉，超过了正常允许的伸展范围后，神经的横截面面积变小，神经干内血管管径被挤压而导致供血不足。因此，避免在张力下缝合神经，是神经修复术的原则之一。

5. 神经束内微血管网

神经束内微血管网的分支。以斜行穿过神经束膜的方式进入神经束内，形成纵行排列的、以毛细血管为主的微血管网。当神经束内发生水肿引起压力增高时，斜穿神经束膜的血管易受到挤压，影响神经束内的血液供应。

三、神经移植的有关解剖学

周围神经损伤后，缝合处张力是影响神经再生的因素。因此，长段神经缺损通常用神经移植法加以桥接使神经在没有张力的状态下进行修复。目前，异体神经移植的免疫学排斥反应问题尚未能解决，只能用自体神经作为供体。用自体神经桥接缺损，其作用是架起一条桥梁，让近端再生的神经纤维通过缺损部位，顺利地到达远侧神经段。神经移植体只是一个通道，因此移植神经段本身的神经功能性质与功能恢复无关。临床上设计手术方案时，切取影响功能缺失不大的皮神经为移植体，就可以用于修复时架桥之用。

按照周围神经沿途分支的规律，作为移植供体的神经，移植到受区时，应当将近端与远端的关系颠倒过来，然后再进行缝接，避免已经长入神经桥接段的再生神经纤维散失。因为神经桥接段顺行置入时，将有不少再生神经纤维沿途散失于已截断的侧支残端中。这种情况，在分支较多的皮神经远端段特别严重；而采取逆行置入的措施，则可避免这种情况的发生。

1. 不吻合血管的神经移植

通常选择截取后功能缺失小、手术操作简易的皮神经为供体。常用的皮神经有腓肠神经、腓浅神经、隐神经、股外侧皮神经、桡神经浅支、前臂外侧皮神经和前臂内侧皮神经等。

2. 吻合血管的神经移植

许多实验研究证明，作长段神经移植时，带有血供的神经移植优于不带血供的神经移植。为此，近年来在应用解剖学研究基础上，提出了许多可供吻合血管游离移植的神经供体。

四、神经损伤及显微修复的病理变化

大约在公元前 400 年，Hippo crates 首先描述了周围神经系统，但神经的可兴奋性直到 16 世纪才被人们认识。此后几个世纪内，人们对神经结构功能、损伤修复等的认识有了飞速进展。通过不断地把研究成果应用于临床，使得周围神经外科已达较高水平。

过去认为，周围神经变性时出现的吞噬活动与雪旺细胞有关。最近有人提出，这种吞噬细胞可能是血源性的。雪旺细胞对缺血的耐受性很低，对放射线很敏感，小剂量照射就足以导致其增生能力降低，由雪旺细胞产生的髓鞘，其主要成分是脂蛋白和磷脂，其低导电性能对轴突起绝缘作用。在相邻的雪旺细胞间，有一个轴膜裸露区。称为 Ranvier 结。两个 Ranvier 结间称为一个节间段。由于髓鞘的绝缘作用，有髓纤维轴膜的去极化只能发生在 Ranvier 结处，故神经冲动的传导只能在节间跳跃式传导，这使得传导速度大大加快。无髓纤维外无髓鞘，其神经冲动须由轴膜顺序去极化传导，故传导速度慢。

周围神经中，结缔组织形成三种支持膜：神经内膜、神经束膜和神经外膜。这些支持膜不论是对神经正常的功能，还是对周围神经病变都有重要意义。

神经外膜是周围神经最外层的疏松结缔组织鞘，包括神经束外和束间的结缔组织。其内富含营养血管和淋巴管，对神经的营养供应有极其重要的作用。同时，它的存在，允许神经有一定活动度。神经外膜内血管受交感神经支配，其管壁通透性好，可允许少量血浆蛋白穿过血管壁，故缺血一段时间后再恢复血供时，外膜水肿发生早且严重，但由于淋巴管的存在，其水肿消退亦快。

神经束膜是包绕在单个神经束外的层较致密的包膜。该膜有两层结构：外层为致密结缔组织，内层为复层扁平鳞状细胞。神经束膜主要有下述功能：①主动转运物质，由鳞状细胞胞质内丰富的吞噬小泡执行；②弥散屏障作用；③维持束内正压；④支持神经纤维。

弥散屏障作用是神经束膜最重要的功能之一，是束膜与神经束内血管内皮共同完成的。它对维持神经内环境的稳定有重要作用，它将神经纤维与周围组织液隔离。由于它的作用，即使神经穿行于感染灶中，也不会影响其功能；另一方面，由于其屏障作用，束内蛋白成分不能向束外弥散，这对神经内水肿的形成有重要影响。当神经束内血管受损，管壁通透性增加，血浆渗入束内后，束膜的屏障作用使水肿长时间难以消退，最后可能导致纤维化或神经束内疤痕形成。

神经内膜是包绕雪旺轴突外的一层结缔组织，含有胶原纤维、成纤维细胞和血管。胶原纤维使神经有一定弹性和韧性。以适应身体活动时对神经的反复牵拉。

神经束可分散于神经内下行，也可由数个神经束集中排列成束组下行。神经束在其行程中反复形成丛状分支，互相之间成不同的组合致神经束型在周围神经的全长不断变化。相隔数毫米，神经束型已发生变化。但是，神经束的交接多在束组内进行。神经纤维束组相对较恒定并易识别，这在周围神经外科的修复中有着重要意义。

周围神经有良好的血液供应。其血供来源可分为神经外血供系统和神经内血供系统。神经外血供系统是由在神经外的神经营养血管组成；神经内血供系统由神经外膜下及束间纵行血管组成。良好的内血供统，使得我们在手术时能游离相当长一段神经，而不致使神经丧失血供。

1. 神经的变性与再生

神经对损伤两种反应：①局部脱髓鞘反应；②轴突退行性变性及再生。发生哪一种变性取决于损伤程度。轻度损伤仅发生第一种反应，严重损伤则发生第二种反应；一条受伤的神经内可同时存在这两种反应的纤维。若是慢性损伤、粘连压迫和缺血反应，将使变性反应更加复杂化。

（1）脱髓鞘反应　轻度神经损伤常导致神经局部髓鞘丧失，留下一段几乎是裸露的轴突，随后再通过髓鞘化过程修复。这种损伤变性会引起神经局部传导减慢或传导阻滞，传导的变化随着神经的再髓鞘化而恢复。脱髓鞘反应可发生于气囊止血带压迫肢体后，神经束膜切开致神经内膜和轴突显露，亦可能导致局部脱髓鞘反应。

轻度神经损伤后短时期内，该处神经纤维髓鞘即可出现皱折并呈串珠状，逐渐加重。3 天由吞噬细胞吞食消化。5 天神经纤维上的髓鞘消失，且雪旺细胞开始分裂，覆盖裸露的轴突。7 天开始形成新的髓鞘。

（2）轴突的变性与再生　神经纤维的严重损伤，将导致神经纤维远端系列变化，即所谓 Wallerian 变性。神经纤维连续性中断后的变化是典型 Wallerian 变性，手术中钳夹神经也可造成这种神经损伤。

神经纤维断裂后。轴浆向远段流动受阻，远段神经失去胞体支持，2～3 便裂解成颗粒状，然后逐步由来源尚不能肯定的吞噬细胞清除。这些碎屑被清除后，雪旺细胞开始分裂，并在原来的神经内膜管内形成很多纵行排列的细胞柱，被称为 Bungner 带。这样在断离后 2～3 周，一条神经纤维就变成条雪旺细胞形成的带子，外被神经内膜。在这期间，雪旺细胞进一步增生，特别是在切断处，以后有结缔组织增生形成瘢痕。

神经近端的变化仅限于受伤局部，一般不超过一个 Ravier 结。但是，如为严重的牵扯伤、撕裂伤或损伤处距神经细胞很近，亦可能发生广泛而显著的退行性变。

轴突的芽状增生，可在轴突断裂后数小时内开始。神经内管为再生轴突通过损伤处提供通道，并引导再生轴突长入终末器。雪旺细胞包绕轴突，并视轴突种类而发展成有髓或无髓纤维。

神经断裂后 10 天左右，近侧断端长出很多轴芽，向各方向寻找远端。断离的神经远段对再生的轴突有趋化作用，使再生的轴突容易长入远端神经内膜管中；同时长入一个神经内管的轴突可有 10 条左右，但通常只有 1 条轴突能继续生长并成熟，其余则蜕变，最后消失。神经的变性和再生，在很长一段时间内是同时进行的，并且有些变化既是变性又是再生，如雪旺细胞增生。

神经切断后，若不及时缝合，其间隙将为疤痕组织所填充。再生的轴突不能通过瘢痕组织，遂迂曲回旋，形成团状神经瘤；远端神经受压引起神经束狭窄，亦可使部分再生轴突不能通过而形成神经瘤；远端雪旺细胞增生聚集而形成神经胶质瘤；断裂的神经经适当对接后，不仅缩小了神经断端间距，亦将明显减少瘢痕的产生，有利于轴突通过吻合口。在这种情况下，再生轴突越过吻合口需 10 ~ 14 天，以后每天以 1 ~ 2 mm 速度向远端生长。

神经瘤形成后，轴突再生变得很缓慢。此时，从神经近端标本中可见神经纤维直径变小，髓鞘有皱折。常可见 Wallerian 变性时的串珠状髓质块。但再向近端，神经形态渐趋正常。神经瘤切除后，神经将发生新的再生过程。

神经断裂后，神经终末器官失去神经支配，开始萎缩，运动终板若在 15 个月内得不到神经再支配，则可能全部变性消失。感觉终末器官则可能在失去神经支配较长段时间后，仍有恢复功能的希望。

2. 神经修复的病理

神经修复方法大致可分为直接缝合和移植桥接两种。其基本病理过程如前述的神经变性和再生。过去认为，神经移植的效果总是比直接缝合差；目前，大家公认这两种方法各有其适应证。

（1）神经缝合　神经缝合方法，目前采用的有神经外膜缝合、束膜缝合或束膜外膜联合缝合。外膜缝合对神经内血供系统影响小，不需作束间分离，缝线仅在外膜，神经内疤痕形成较束膜缝合时少；但其相应神经束间对接不如束间缝合那么准确。束间缝合对神经内血供系统破坏大，神经内瘢痕形成多，但神经束间对接较准确。这两种缝合方法的选择要根据具体情况。根据组织学和组织化学研究，周围神经的近侧，运动、感觉和交感纤维混合在一起，未单独成束；而神经远端，3 种纤维往往能单独成束。所以，在神经近段，束膜缝合无临床意义，而神经远段最好采用束膜缝合。

神经断裂后，若能在无张力下直接缝合，由于容易进行良好的对接，再生轴突只需通过一个吻合口，且远端神经由于血供好，变性完成好，故其效果优良。但缝合后若有较大张力，则神经再生将受严重影响。实验研究表明，张力与吻合口瘢痕量成正比，无张力下神经移植的效果要比在张力下直接缝合好。为克服张力而广泛游离神经，必将继发瘢痕形成，甚至引起严重的神经损害。改变肢体位置只在固定期间避免了张力，日后，肢体一旦伸直，神经又受牵拉。实验观察到肢体伸直后，由于吻合处受牵拉，已长入远端的再生轴突又发生广泛蜕变。

（2）神经移植　由于异体、异种神经移植的排异反应未能克服，目前临床上还是多采用自体神经移植。研究发现，与神经直接缝合相比，神经移植后：①移植段神经变性与通常的 Wallerian 变性相似；②再生轴突在移植段内生长稍慢；③移植段内的再生轴突直径稍细；④移植段内再生轴突的髓鞘化速度与直接缝合相仿。

神经移植后，移植段神经的血供重建对神经的再生非常重要。传统的不带血管的神经移植的血供重建来源有两个：①移植神经内血管从两个缝合处长入移植神经；②移植床长入神经的血管。神经移植后 4～7 天，前者的血供非常重要；但大约 7 天后，后者成为移植神经的主要血供来源。神经长段缺损或移植床有严重瘢痕时，传统神经移植的血供重建不充分，带有移植神经的节段性、中央性坏死，继之纤维化，影响神经再生。带血管的神经移植，由于保证了血供，移植神经不会发生坏死及纤维化。有较多的实验报告表明，带血管的神经移植，轴突再生快，再生轴突成熟早。

第五节　显微外科的生物力学问题

显微外科与生物医学工程一直有着密切的关系，显微外科本身就是在医用生物显微镜的发展下而诞生的。近20年来，显微外科与生物医学工程结合更加密切，相互影响、相互促进，相互发展，特别是表现在下述四个方面：①显微手术镜的不断改进与设计。②显微手术器械的不断改进与设计。③显微外科手术的生物力学研究与应用。④显微外科手术前、中、后移植组织与器官血液循环的测定、判断与监护。而显微外科手术的生物力学研究与应用尤为重要。

一、显微外科手术中血流动力学问题

在进行移植组织或器官的显微外科手术时，最易发生的并发症是血管吻合口栓塞。其形成机理早在100年前德国医学家Virchow就已指出，是由于血管内血液凝固的三个基本因素所致：①血管壁的损伤；②血流动力学的紊乱；③血液凝固成分的改变。在显微外科手术中，外科医生通过手术显微镜的放大、精细的手术器械及熟练的手术技巧来尽量减少对血管壁的损伤和通过局部与全身抗凝药物的应用来降低血液凝固性。然而，却往往容易忽视对血流动力学紊乱的认识与处理，最终仍然导致手术的失败。我们就是在失败中才逐步认识到血流动力学紊乱的防治是提高显微外科成活率的重要关键之一。

根据Poiseulle's公式：血管内血流量$F=\pi r^2 (P1-P2)/8\eta l$，其中$\pi=3.1416$，r为血管内$8\eta l$的半径，P1为动脉吻合口血压，P2为静脉吻合口血压，η为血液黏稠度，l为移植组织的长度。根据上述公式，显微外科手术在移植组织缝接血管后，从血流动力学角度看，应注意如下问题：

1. 从生理功能角度理解

血流量是移植组织的灌注量；而从显微外科角度理解，血流量则是血流对血管吻合口处所形成的微细栓子的冲刷力。血流量越大，则对吻合口微栓子的冲刷力越大，微栓子形成血栓后阻塞吻合口的机会就越小，血管吻合口通畅率就越高。因此从血流动力学观点分析，增加血管吻合口血流量是提高吻合口通畅率的关键。

2. 提高血管吻合口血流量的各种途径

①按 Poiseulle's 公式分析，血流量与血管口径（半径）4 次方成正比。因此 2 mm 口径的血管其血流量是 1 mm 血管的 16 倍，因而 2 mm 口径的血管吻合后血栓的机会仅是 1 mm 血管的 1/16。因此在显微外科手术中应千方百计地增加血管吻合处的口径，以提高通畅率。常用方法有：a. 选用粗口径处作血管吻合口；b. 用机械法或液压法扩张血管吻合口；c. 通过满意的麻醉与止痛、室内保持一定的温度、血容量的增加、精细的缝合技术等来防止血管吻合口的痉挛。②按 Poiseulle's 公式分析，血流量与动脉吻合口压力成正比，而与静脉吻合口处压力则成反比。因此，在显微外科手术中，增加动脉吻合口压力的方法有增加血容量，结扎动脉吻合口附近的分支。同时尚应降低静脉吻合口处的压力，最主要是选择有良好静脉瓣机能无高压回流的静脉作为受区静脉。③按 Poiseulle's 公式分析，降低血液粘稠度也是增加血流量的方法之一，为此我们在显微外科手术时，可应用药物来降低血液粘稠度，并于手术后常规补充液体，以避免手术后高热及液体丧失等所致的血液浓缩。

二、显微外科手术中移植组织的生物弹性问题

每种组织都存在着生物弹性，其弹性大小取决于组织内弹性纤维、肌肉及水的含量而异。组织的生物弹性有利于组织器官的功能需要，如肠胃的扩张，关节的活动，肌腱的伸屈，神经的牵拉，皮肤的滑动。在组织遭受创伤后，组织的生物弹性往往使血管收缩，皮肤的裂口增大，肌腱的回缩，这些变化都对显微外科手术发生影响，现分述如下。

1. 血管组织的生物弹性

血管壁是富于弹性纤维及肌性组织的结构，因而生物弹性极为明显，血管壁遭受切断后将发生三类生物弹性收缩。①血管壁遭受横断，血管壁口径缩小（图 2-8）。此口径缩小程度随口径不同而异，一般来说，血管口径越细，收缩比例

程度越大，此类血管口径缩小除生物弹性外，尚与血管壁的神经体液调节有关。显微外科的任务是防止这类血管壁口径过度缩小，其方法有全身与局部抗痉挛措施及药物应用，血管壁局部应用机械法或液压法扩张；②血管壁遭受纵形剖切时，血管壁开口的扩大（图2-9）。在血管壁其一侧壁作纵形剖切后，此处被切断的弹性纤维及肌性组织因受生物弹性的影响而裂开增大，并存在持续向裂口四周牵开的拉力。从显微外科角度观察，这种生物弹性的裂口张力对防止血管吻合口痉挛极为有利，这正是显微外科手术中对口径不等的粗血管吻合时应用端侧缝合技术以提高血管吻合口通畅率的原理所在；③血管壁遭受横断后，二断端的纵向回缩力。血管被切断后，受血管内弹性纤维及肌性组织的生物特性的影响，两个断端均有向两侧回缩的现象。血管的这种生物弹性程度与血管口径、血管性质及血管壁硬化程度有密切关系，一般来说，血管口径越小，回缩力越大，动脉血管回缩弹性大于静脉血管回缩弹性，血管壁硬化程度越大，弹性回缩力越小。

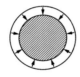

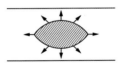

图2-8　血管横断后血管壁弹性回
　　　　缩，口径变小

图2-9　血管壁纵形剖切，血管壁
　　　　弹性回缩，口径增大

显微外科手术中缝合血管的口径大多在2～3 mm间；血管断端的间距应在1.5 cm为妥，间距过大，吻合口被弹性牵拉易产生裂缝，形成血栓。间距过小，一旦血管接通后，因为生物弹性的恢复往往使血管过长而发生扭曲，造成血流动力学紊乱，易发生栓塞。

2. 皮肤组织的生物弹性

皮肤组织在遭受剖切后，也会发生回缩现象。回缩的程度取决于被切开的皮肤处的生物弹性状况，而皮肤组织的生物弹性与患者的年龄、性别、营养状态、肥胖程度、肌肉发达程度及周围瘢痕情况有关。

参考文献

1. Byvaltsev.et.al, V.A., *Microvascular Anastomosis Training in Neurosurgery: A Review.* Minim Invasive Surg, 2018.

2. Chang EI, G.M., Glotzbach JP, Hamou CD, El-ftesi S, Rappleye CT, Sommer KM, Rajadas J, Abilez OJ, Fuller GG, Longaker MT, Gurtner GC., *Vascular anastomosis using controlled phase transitions in poloxamer gels.* Nat Med, 2011. 17(9): p. 1147-1152.

3. Chan W.-Y., Matteucci P., Southern S. J. Validation of microsurgical models in microsurgery training and competence: A review. *Microsurgery.* 2007;27(5):494–499.

4. Shurey S., Akelina Y., Legagneux J., Malzone G., Jiga L., Ghanem A. M. The rat model in microsurgery education: Classical exercises and new horizons. Archives of Plastic Surgery. 2014;41(3):201–208.

5. Belykh E., Lei T., Safavi-Abbasi S., et al. Low-flow and high-flow neurosurgical bypass and anastomosis training models using human and bovine placental vessels: A histological analysis and validation study. Journal of Neurosurgery. 2016;125(4):915–928.

6. Tellioglu A. T., Eker E., Cimen K., Comert A., Karaeminogullari G., Tekdemir I. Training Model for Microvascular Anastomosis. The Journal of Craniofacial Surgery. 2009;20(1):238–239.

7. Grober E. D., Hamstra S. J., Reznick R. K., Matsumoto E. D., Sidhu R. S., Jarvi K. A. Validation of novel and objective measures of microsurgical skill: Hand-motion analysis and stereoscopic visual acuity. Microsurgery. 2003;23(4):317–322.

8. Chan W. Y., Niranjan N., Ramakrishnan V. Structured assessment of microsurgery skills in the clinical setting. Journal of Plastic, Reconstructive & Aesthetic Surgery. 2010;63(8):1329–1334.

9. Temple C. L. F., Ross D. C. A new, validated instrument to evaluate competency in microsurgery: The University of Western Ontario microsurgical skills acquisition/assessment instrument. Plastic and Reconstructive Surgery. 2011;127(1):215–222.

10. Harada K., Morita A., Minakawa Y., et al. Assessing Microneurosurgical Skill with Medico-Engineering Technology. World Neurosurgery. 2015;84(4):964–971.

第三章
显微外科设备、器械
与缝合材料

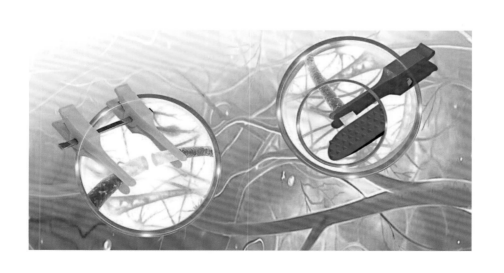

手术放大镜或手术显微镜、显微外科器械与缝合材料是显微外科手术解剖、分离、缝合的必要条件。它们使得医生可以精确进行微血管、神经、导管的吻合，即使是直径 1 ~ 2 mm 以下的血管、神经吻合操作，也可借助手术放大镜或显微镜显著改善手术效果。此外，一些辅助设备如多普勒血管听诊器、吲哚菁绿荧光显像等，也可帮助医生在术前术后判断吻合血管的通畅情况，提高了显微外科手术的成功率。

第一节　手术放大镜与手术显微镜

一、手术放大镜

手术放大镜具有体积小、易于携带、使用方便、价格便宜的优点。放大倍数一般为 2 ~ 4 倍，不如显微镜精确，一般可用于直径 1 ~ 2 mm 以上的血管、神经吻合。根据放大镜光学特点可分为眼镜式手术放大镜、望远镜式手术放大镜。根据使用者适配情况可分为通用式手术放大镜和个人专用式手术放大镜。目前临床常用的手术放大镜多为望远镜式。即以一块凹透镜与一块凸透镜组成类似望远镜的镜筒，置于普通眼镜前方，镜筒的瞳距与屈光度可调，以适应不同医师使用。也可在两镜片之间增加支架，辅以头灯照明，改善视野光亮度，提升医师操作体验。各类手术放大镜共同的缺点为无法改变焦距，需通过使用者将头部移动来保持成像清晰度，自身有一定重量，使用者易疲劳；且放大倍数较小，不适合用于直径 1 mm 以下的显微外科手术。

二、手术显微镜

（一）手术显微镜的基本结构

手术显微镜由光学系统、照明系统、支架及控制系统构成，其中光学系统是显微镜的核心。手术显微镜放大后的影像必须是正立体像，因而在显微镜下进行手术时必须用两个目镜同时观察。手术显微镜按光学系统不同可分为单人双目式、双人双目式、三人双目式，并配有分光镜筒。单人双目式显微镜是手术显微镜的最基本形式，双人双目式和三人双目式显微镜更适合临床使用。双人双目式显微镜又分为对位式与邻位式两种，头颈部手术一般使用对位式，颅内或颅底手术一般使用邻位式。

手术显微镜的照明光源分为内光源、外光源及混合光源。现在一般临床均使用内光源，以 LED 冷光源照射为主，具有亮度高、能耗低、耐用性等优点。显微镜的支架包括"T"形或"Y"形底座，分为立式、台式、携带式等，以立式显微镜应用最为普及。

（二）手术显微镜的主要参数

1. 放大倍数

放大倍数为显微镜可将物体放大的能力。目前我们培训用显微镜的放大倍数为 6.4 ~ 40 倍。放大倍数的变化可通过变倍器实现。变倍器分为分级变倍器与连续变倍器两种。分级变倍器结构紧凑、技术要求低，较为经济实惠，能够满足显微外科培训的一般需要。其主要缺点为变倍时会丧失视野，缺乏观察的连续性，需要手动控制。连续变倍器多用于大型立式显微镜，变倍器由电控调节，其优点为变倍时视线不受阻挡，手术视野不丢失，变倍迅速，满足临床需求。当放大倍数增大时，焦距也会随之加大，视野逐渐变小，物象有拉近感；当放大倍数变小时，焦距随之变小，视野逐渐变小，物象有推远感；缺点为结构复杂，较为昂贵。

2. 焦距

焦距即手术显微镜的最佳工作距离。常用的显微镜可通过连续变焦系统调整物镜焦距，显微外科培训用显微镜的焦距为 200 ~ 300 mm。在临床应用中，工作焦距以 250 ~ 275 mm 为佳，深部组织以 275 ~ 300 mm 为佳。

3. 景深

景深即在显微镜最佳工作距离状态下，通过目镜可取得清晰图像前后距离范围。在聚焦完成后，焦点前后的范围内所呈现的清晰图像，这一前一后的距离范围，便叫作景深。景深为显微镜的固有属性，无法调节。其意义在于，术者在景深距离范围内的操作，是清晰可见的，一旦操作幅度过大，超过了景深的范围，视像即变得模糊，无法进行精准的显微外科操作。镜头光圈和焦距是影响显微镜景深的主要因素。我们培训及临床使用徕卡或蔡司显微镜，其光学系统工艺水平较高，景深范围也较大。一般来说，显微镜焦距越长，景深越小。换言之，在保证视像清晰的前提下，放大倍数越小，术者操作空间越大，放大倍数越大，术者操作空间就越小。

（三）培训用 M320 手术显微镜的使用（图 3-1）

1. 接通显微镜电源，将亮度钮扭调至数值最小处，再打开电源总开关，观看显微镜并调节好适度的灯光亮度。

2. 在目镜上的小光圈处按刻度调整好屈光度（矫正后戴眼镜操作，屈光度为 0）。

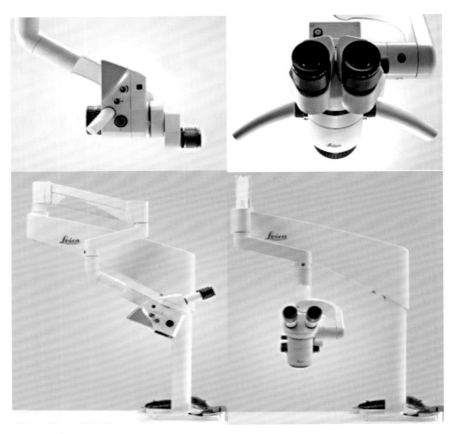

图 3-1　培训用徕卡 M320 手术显微镜结构

3. 手握显微镜主镜手柄，并将显微镜物镜移至被观测物上方约 25 cm 的高度，调整座椅高度和坐姿，保证能在最舒适的姿势进行显微操作。

4. 调节瞳距　两眼平视双目镜，观看镜下视野，旋转双目镜筒上的瞳距调节旋钮，直至视野在目镜下双眼能同时看到同一光圈。

5. 调节适应放大倍数，从最小放大倍数在镜下寻找被观测物，调清晰后逐倍放大。

6. 粗调焦　手握显微镜主镜手柄并上下移动显微镜，直至镜下能看到比较清晰的图像（徕卡 M320 有双光斑照明功能，即两个光斑重合时为焦距平面）。

7. 微调焦　旋转下端物镜旁微调焦旋钮，直至镜下能看到更为清晰的图像。

8. M320 显微镜高清摄像功能操作步骤：

（1）将 SD 卡插入光学部件后部卡槽中。

（2）用控制器或光学头上的按键启动录像或拍照。

（3）启动录像开始后显示屏右上角开始计时。

（4）录像停止后将卡拔出，可放入电脑存档。

（四）示教用蔡司手术显微镜的使用（图 3-2）

1. 连接手术显微镜电源，打开绿色电源开关，Vario700 一键可启动手术显微镜电磁锁以及光源开关，光源亮度为 30%，镜头初始对焦平面为 300 mm，放大倍数为 2.5 倍，以上参数都可以进行自行设定。

2. 在目镜上的小光圈处按刻度调整好屈光度（矫正后戴眼镜操作，屈光度为 0）。

3. 手握显微镜主镜两侧手柄后方绿色电磁锁按钮，将显微镜物镜移至操作观察物上方。

4. 调节瞳距：两眼平视双目镜，观看镜下视野，旋转双目镜筒上的瞳距调节旋钮，范围 55 ~ 75，由小到大调节直至视野在目镜下双眼能同时看到同一光圈。

5. 调焦与变倍：使用主镜两侧的控制手柄，推杆进行调节（F: Focus 调焦；Z: Zoom 变倍），直至观察物在镜下的视野清晰合适。

6. OPMI Vario 700 配置有全内置摄像头，无须外置接口，使手术显微镜更加简洁，收纳方便，配置的无线视工作站，工作距离 7 ~ 9 m 无线范围，适用于紧凑的手术摆位。

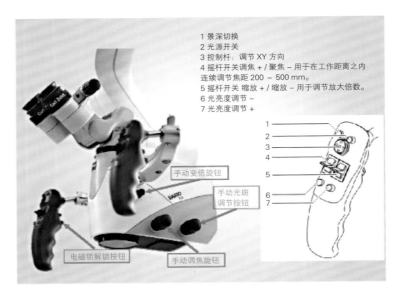

图 3-2 示教用蔡司手术显微镜操作说明

（五）手术显微镜的保养

手术显微镜属于贵重精密仪器，需要良好的保养，不使用时应用防尘罩覆盖，以防尘、防震、防潮。使用人员应注意显微镜结构特点，避免暴力推拉、乱动乱用。徕卡/蔡司显微镜的镜头均有涂层，以提升成像效果，应避免用手指或其他物品触碰。如不小心沾染血液或其他液体，应避免棉布擦拭，可使用脱脂棉蘸取专门的清洁液（也可使用 5% 乙醇或 95% 乙醚混合液替代）轻轻擦拭后，用吹气小球将灰尘吹去。如长期不使用，应将显微镜整个光学系统拆卸，作专门防潮储存。

维护指导：

1. 不使用时，应在设备上遮盖防尘罩。

2. 不使用配件时，应将其放置在无尘处。

3. 使用充气橡胶泵和软毛刷清除灰尘。

4. 使用特制的光学清洁布和纯酒精清洁镜头和目镜。

5. 应避免外科显微镜接触潮湿、蒸汽、酸、碱和腐蚀性物质。

6. 禁止外科显微镜与油或润滑油接触。

7. 消毒外科显微镜时应使用含有以下物质的表面消毒剂：乙醛、乙醇、季铵类化合物。

第二节　显微外科手术器械

一、显微组织镊

显微组织镊是显微外科手术中应用频率最高的器械，用于夹持、分离、牵拉血管壁，帮助进针、接针与打结。显微组织镊为无齿镊，尖端细小且有一定接触面，便于夹持组织和缝线。头颈部手术使用的显微组织镊长度一般为 12 cm 或 15 cm，尖端宽度为 0.15 ～ 0.3 mm。显微组织镊材质以不锈钢的较为多见，有一定自重以维持操作过程中的稳定性，但自重过重也会造成手指疲劳。且不锈钢材质使用一段时间后会出现磁性，吸引显微缝合针，增加操作难度，故在器械保养时应注意消磁处理。也有使用钛合金材质的显微组织镊，较好地解决了自重过重和磁性的问题，但过轻的自重会导致操作稳定性的降低，应当根据个人临床习惯选择合适材质的显微器械。使用显微组织镊时，应注意用力适当，能夹稳组织即可，用力过度易损坏镊子弹性并使镊子尖端变形。

二、显微剪

显微剪有直头和弯头两种。直头显微剪用于离断血管，剪短过长的血管或神经。弯头用于修剪血管外膜及周围纤维组织。一般长度为 12 cm 或 15 cm。

三、显微持针器

显微持针器分直头、弯头两种，各有利弊，柄长 12 cm 或 15 cm，弯头持针器弯曲角度为 30°，以改良执笔式进行操作。持针器咬合面光滑无齿，边缘圆钝，用于把持显微缝针，提拉缝线并打结。使用时应注意用力适中，避免用力过大夹断缝线或使缝针变形，影响后续缝合操作。

四、显微血管夹

显微血管夹用于夹住小血管,便于观察血管残端情况并吻合。显微血管夹应能够稳定阻断血流而不损伤血管内膜。血管夹种类繁多,对应不同管径、不同类型的血管需求。血管夹要求有恒久稳定的夹持力,且夹片扁平以分散压力。一般公认压力超过 $30\ g/mm^2$ 即会损伤血管内膜,故临床上应针对不同管径的动脉、静脉分别选择合适的血管夹。

血管夹根据材质可分为金属和高分子材料两种。目前国内的金属血管夹普遍存在夹持力不稳定,无法准确标称的问题。临床可选用国外厂家的钛合金血管夹,具有夹持力稳定可标称的优点,但价格较高;也有国内厂家自主设计生产了高分子材料一次性血管夹。血管夹长度 1.0 ~ 2.15 cm,体积小巧,小于普通金属血管夹长度(3.5 ~ 10 cm),不遮挡术野,便于操作。独特的丘陵状夹闭面设计可分散夹持力,避免损伤血管内膜;一次性使用避免了反复消毒引起的夹体松动变形,夹持力变化;高分子材料避免了金属反光等一系列优势,现在已在临床上得到应用(图 3-3)。

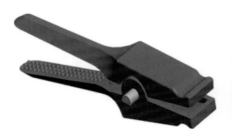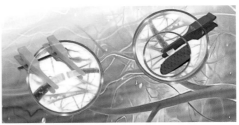

图 3-3　高分子材料一次性血管夹夹持面及应用示意图

五、显微血管钳

显微血管钳有直头、弯头两种,主要用于分离、夹持组织,结扎小血管等。血管钳的末端圆钝,分离组织时副损伤较小,末端为带齿闭锁式。

第三节 显微外科缝合材料

显微外科缝合材料为显微外科手术必不可缺的部分，其基本要求是针光滑锐利，有足够强度，针线比近似 1∶1。以下以缝针、缝线两部分分别介绍缝合材料。

一、显微外科缝针

（一）缝针的关键性能

（1）穿透性 穿过组织的极限宽度，深度。

（2）稳定性 缝针按照使用者意图稳定穿过预设路径的能力。

（3）抗弯性（强度） 缝针抵抗弯曲保持原弧度的能力。

（4）延展性 缝针在不断针的情况下重新塑形的能力。

（5）锋利度 缝针刺穿分离组织的能力。

（二）显微外科缝针的针尖设计

显微外科缝针的针尖有圆形和锥形两种，圆形针尖对血管穿透性较差但不易撕裂血管，锥形针尖则反之。用于头颈部显微外科手术的缝针针尖建议圆形设计。国外公司新研发的圆形广角设计显微缝合针，针尖角度更广，使针尖涂层更牢固，抗损伤能力更强，即使多次穿过组织依旧保持平滑锋利（图3-4）。

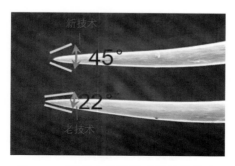

图 3-4 圆形广角设计显微缝针针尖

（三）显微外科缝针的针体设计

1. 针体弧度

显微外科缝针的针体弧度设计分为以下几类，其中 3/8 弧最适合用于显微血管吻合（图 3-5）。

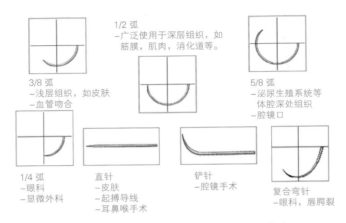

图 3-5　各类针体弧度设计及适用范围

2. 针体直径

针体直径决定了缝针的强度，针体直径越大则缝针强度越大，但过大的针体直径会造成针线比过大，导致缝合完成的血管针孔处渗血。目前临床常用的进口显微缝针的直径比传统缝针细 24%，而针体强度不变。由此带来更细的缝针设计，针体穿过组织的针孔比传统缝针小 44%，可最大限度控制组织创伤，带来接近 1:1 针线比的防渗漏功能。

3. 针体截面

针体的截面设计决定缝针的抗弯性（强度）以及稳定性。抗弯性好的缝针可在使用中保持一致的手感，不会因受力而弯曲变形。持针的稳定性意味着在使用过程中是否方便夹持，是否容易发生转针或滑针的现象，这对于显微操作来说尤为重要。抗弯性的计算公式为：缝针的强度 = $1/12 \times$ 宽度 $\times$ 高度^3。为避免撕裂血管，头颈部显微缝针的针体截面设计为圆形，因此主要通过调整针体金属配方与涂层来提高缝针的抗弯性。国外厂商有研发出使用钨 - 铼合金辅以细微喷雾多层硅涂层的针体，为显微缝针提供了持久的锐利度和较好的抗弯性。

二、显微外科缝线

显微外科缝线粗细意味着初始张力和线切割作用。缝线越粗则初始张力大，组织切割作用小，线结反应也相对大，缝线越细则相反。显微缝合根据血管、神经的粗细，选择 7/0 ～ 11/0 的缝线（表 3-1）。

表 3-1　USP 规格对应公制及中国丝线规格

USP (ETHICON)	7~3	2	1	0	2/0	3/0	4/0	5/0	6/0	7/0	8/0	9/0	10/0	11/0
公制（1/10 mm）	8~6	5	4	3.5	3	2	1.5	1	0.7	0.5	0.4	0.3	0.2	0.1
中国丝线规格			10#	7#	4#	1#	0#	3/0						

常用显微缝线材料包括聚丙烯和尼龙（聚酰胺）。聚丙烯材质缝线为单股缝线，粗细从 10/0-2 不等，颜色通常为蓝色或无色，张力永久支撑，具有延展性，经过国外厂家处理后，在断裂前有特殊手感，是目前临床最常用的显微外科缝线。尼龙缝线也为单股缝线，粗细从 11/0-1 不等，颜色通常为黑色，张力每年下降约 10%。

第四节　显微外科辅助设备

显微外科辅助设备主要用于协助临床医师进行术前血管检查、术中术后血流探测及皮瓣灌注监测。主要有超声多普勒血流计、激光多普勒血流计、埋入式多普勒血流计、近红外荧光造影设备等。

一、超声多普勒血流计

超声多普勒血流计是根据多普勒原理设计的血流探测仪。超声多普勒血流计是检测入射声波信号频率被血细胞散射而改变的程度，探测组织血流情况的仪器。超声多普勒血流计体积小巧，灵敏度高，可以探测较小的血管。简易设计的超声多普勒血流计仅笔记本大小，可随身携带，匹配相应的探头可深入口腔内部检测皮瓣移植后血供情况；较高级的设备可以连接计算机，具有录音、扩音和描记功能，并使用专用软件进行分析，动态记录、评估组织血管血流情况；其缺点为检测时要求探头与血管有很好的角度关系，否则极易影响检测结果。

二、激光多普勒血流计

激光多普勒血流计与超声多普勒血流计原理类似，其主要通过测定光线频率的改变探测组织血流情况，优点是在检测时探头可以不与组织直接接触，但本仪器的检测结果易受外界光线变化的干扰。

三、埋入式多普勒血流计

埋入式多普勒血流计本质是一类经过微型化工业设计的超声多普勒血流计探头。其可直接贴附于血管吻合口表面，埋入组织内，实时监测血管吻合口的血流情况，并在不需监测后拔除。目前随着血管吻合器的推广，也有附着于吻合器环

的埋入式多普勒血流计，其使用更加方便。但是较为昂贵的价格限制了其进一步
应用。

四、近红外荧光造影设备

近红外荧光造影技术是近十年来显微外科领域兴起的新型软组织血流检测技
术。该技术通过药物造影剂或者人体自身的荧光物质配合近红外摄像头实现成像。
近红外荧光造影技术凭借着无损实时成像，具有一定靶向性和特异性，且能够半
定量分析的特点，正成为近年医学成像的研究热点。

目前能够用于临床使用的荧光造影药物有亚甲蓝和吲哚菁绿两种，造影剂注
射入体内后，借助近红外（NIR）光可对解剖结构、灌注、灌注缺损及淋巴系统
进行可视化显示。近红外光具有较强的穿透能力，甚至能显示组织层下 20 mm 处
的荧光信号。在显微外科皮瓣移植血流灌注的检测中主要使用静脉推注吲哚菁绿
（ICG）的方法。在使用前需做碘过敏测试。静脉推注了吲哚菁绿后 20 秒左右，
结合了吲哚菁绿的血红蛋白通过心脏的收缩作用流至全身，释放荧光信号，通过
近红外摄像头的捕捉以及主机的处理从而使得血管成像。通过后处理软件可以将
原始的黑白图像转化成能够半定量分析数据的伪彩图像，帮助术者更加精准的判
断血流灌注情况。一般 30 秒内皮瓣组织表面释放荧光信号，可认为皮瓣组织血
流灌注良好；如果超过 10 分钟尚未检测到荧光信号者，意味着皮瓣组织血流灌
注障碍。

目前国内已有可同时进行亚甲蓝/吲哚菁绿荧光造影和自体荧光的造影设备。
国内已有公司研发的近红外荧光成像系统已经可以检测组织深部荧光信号：亚甲
蓝荧光可以达到组织下 30 mm 的信号成像，吲哚菁绿荧光可以达到组织下 20 mm
的信号成像。对于微小的信号的探查使得临床应用更便捷以及精准，为显微外科
手术保驾护航提供更有力的武器（图 3-6）。

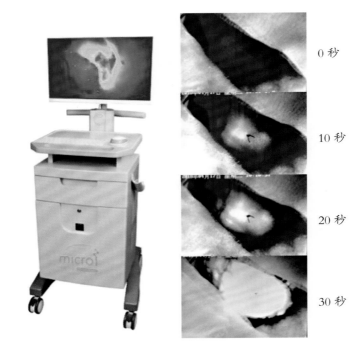

0 秒

10 秒

20 秒

30 秒

图 3-6 近红外荧光造影设备结构及游离皮瓣吲哚菁绿造影检查灌注

参考文献

1. 朱家恺. 显微外科学. 人民卫生出版社，2008.

2. 张志愿，张陈平，孙坚。整形美容外科学全书：头颈部肿瘤和创伤缺损修复外科学。浙江科学技术出版社，2014.

3. Fu-chan Wei, Samir Mardini. Flaps and Reconstructive Surgery. Philadelphia: Saunders, Elsevier, 2009.

4. 侯春林、顾玉东. 皮瓣外科学. 上海科学技术出版社， 2006.

5. 孙坚. 口腔颌面 – 头颈部功能性重建. 江苏科学技术出版社, 2012.

第四章
显微外科吻合技术

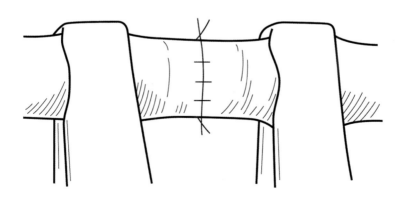

第一节　血管吻合技术

1906 年，Alexis Carrel 首次提出了血管修复技术，1950 年，Jacobson 和 Suarez 借用耳鼻喉科同事的显微镜开创了现代显微血管吻合技术的先河。如今随着光学显微镜的改进、显微设备的改良、高级显微缝合线的使用，显微血管技术已日趋成熟。如今显微外科的研究热点已转向新皮瓣的设计和现有皮瓣的改进，但是临床上修复重建的成功离不开娴熟的显微血管吻合技术。在口腔颌面部缺损修复中，显微血管吻合技术是取得良好手术效果的关键所在。

显微血管吻合的基本要求：①吻合口的血管内膜应紧密接触；②没有外膜植入吻合口；③吻合口不产生狭窄；④吻合后血管应无张力。

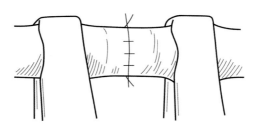

图 4-1　显微血管吻合示意

现将各类血管吻合方法的基础知识、操作要点及注意事项分述于下。

一、端端吻合

端端吻合是当前显微血管最常用的吻合方法，这种方法符合生理的血流方向，能保证血液最大的流速和流量。端端吻合缝合方法分以下几种。

等距二定点缝合法

又称为 180° 等距二定点牵引线缝合法，在临床最为常用。一般都采取第 1 针缝合助手侧壁（9 点），第 2 针缝合术者侧壁（3 点）；或第 1 针缝合上壁（12 点），第 2 针缝合下壁（6 点），然后加针缝合完前壁，翻转血管 160°～180° 再缝合对侧壁。其优点是显露清楚，缝合方便，针距易掌握；缺点是提起 2 针牵引线使管腔变扁，容易缝到对侧，在缝合静脉时尤其需要特别注意（图 4-2）。

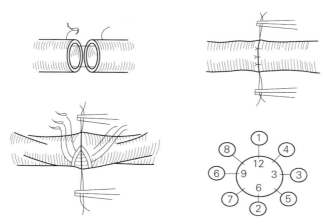

图 4-2　等距两定点缝合法

三定点缝合法

又称为等距三定点牵引线缝合法，采用相距 120° 缝合三针牵引线，称为双成角技术。其优点是缝合时牵引线可牵引后壁下坠，避免缝到对侧管壁，缺点是针数、针距不易掌握（图 4-3）。

端端缝合法临床最为常用，必须熟练掌握。以间断缝合法为例具体叙述如下。

1. 剥离外膜

用显微镊子将血管外膜向断端方向牵引，用小剪刀剪去拉出的外膜。使其自然回缩至显出光滑的血管壁，以免造成损伤。外膜的剥离范围以距离断端 0.5cm 为宜。

2. 扩张血管

操作必须轻柔，以免损伤血管内膜。

3. 整切血管断端

用显微直剪剪去少许断端，以使断面齐整。内膜光滑完整，外径 1 mm 以内的静脉壁菲薄，难以辨认外膜，剥离时极易损伤肌层，故可不剥离外膜，仅整切血管断端即可。并仔细检查和清除断端上散在的纤维组织和脂肪颗粒。

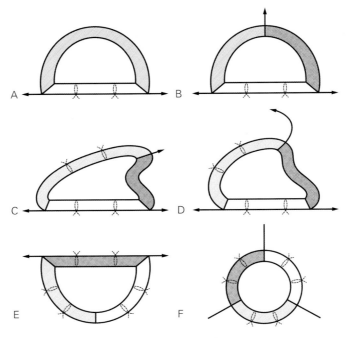

图 4-3 三定点缝合法

4. 边距与针距

边距过大，易使断端内翻和管腔狭窄；边距过小易将管壁端撕裂造成吻合口漏血。缝合动脉使边距为血管壁的 1 ~ 2 倍，静脉尚可宽些。针距约为边距的 2 倍，缝合静脉时比例可稍大。

5. 进针

进针前确保血管无扭曲，根据血管直径选用适宜规格的针线，针自血管壁内面刺入，与血管壁垂直穿过血管壁全层。

6. 出针和拉线

顺缝针弧度将针拔出，缓慢轻柔将线拉出，动作要稳，不能抖动，以免撕裂管壁。

7. 打结

双手的正确位置有利于减少抖动和疲劳。将器械握在拇指、食指和中指组成的三角形空间中，以环指和小指作为支撑。

8. 根据实际情况选择合适的缝合方法完成整根血管的缝合。

二、端侧吻合

端侧吻合常在血管的一端不宜剪断或者两断端口径相差过大的情况采用。

目前端侧吻合常使用四定点端侧缝合法：在选定开口处，将血管外膜做适当修剪后以小圆针刺入血管壁挑起后用弯剪剪除，形成椭圆形口；口径应大于与之相吻合的断端口径。缝合针序应该根据血管游离段的长短而定。血管游离段时，第1针缝合侧壁口的左手侧角，第2针缝合右手侧角；将血管翻向一边，第3针缝合后壁中间，然后放回显露前壁，以第4针缝合血管壁前壁中间，再加针完成血管周壁的缝合；当游离段短时，应先缝合血管后壁，不翻转血管，最后缝合前壁（图4-4）。

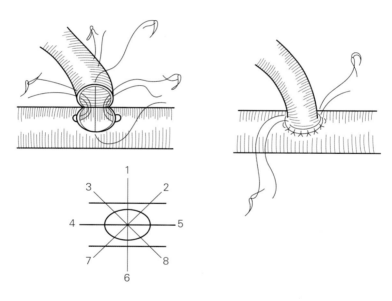

图4-4　四定点端侧缝合法

三、套叠缝合法

套叠缝合是按照血流的方向，将流出端的血管套入流入端的血管腔内，用于管腔相差较大的血管吻合。

缝合方法：在套叠缝合前，先将拟予套入段的血管外膜仔细剥离，修剪干净，然后在流出端血管略大于血管外径长度处，沿血管纵轴方向自外向内（深大外膜和部分中膜，不穿过内膜）向外出针，并在流入端血管相应的方位，距边距0.2～0.3 mm处由管腔内向外穿过血管壁出针，打结；第2针在第1针120°处进针，缝合后打结；在上述两针之间缝合第3针，再将剩余的血管段轻柔地塞入，打结后即缝合完毕（图4-5）。

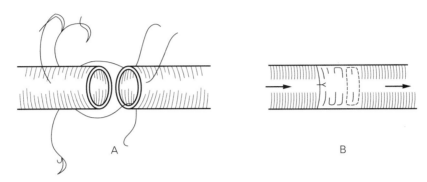

A.套入端的血管外膜已细致剥除，相距120°缝合3针，第1、第2针先结扎，第3针待血管套入后再打结；B.血管已套入，3针缝合结扎完毕（箭头所指为血流方向）

图4-5　套叠缝合法

　　另外，由任振虎博士等进行改良并临床应用的一种套叠血管吻合方法。具体方法：将套端血管剪开2～3 mm（稍长于血管外径），在第一剪开处的对侧即180°处剪开相同的长度。第1、第2针为套端剪口顶部与相应套入端全层缝合（将点A与点B，点C与点D分别对位缝合），边距0.2～0.3 mm，第3、第4针即将套端剪开的游离角原位缝合，这2针可以缝套入端血管外膜。Ren anastomosis仅有两针缝线暴露于管腔，其余两针仅需将剪开的套端血管壁原位缝合即可，使吻合口因异物而产生血栓的概率大大减少，该吻合方法最大得优点在于定点明确，操作简便，对显微操作要求不高。另外，Ren anastomosis的适用范围广泛，套端套入端血管口径比在0.8～2.5范围内均可，不要求套端口径一定要大于套入端口径（图4-6）。

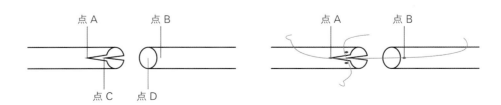

图4-6　改良套叠缝合法

五、注意事项

1. 血管要显露清楚

应沿血管走行适当解剖 1cm 左右，要彻底止血，活跃出血点应予结扎。为使术野清晰，还可用干净白色湿纱布覆盖周围或是以浅蓝色硅橡胶薄膜片放在血管下面背衬。

2. 在正常部位缝合

缝合前应对血管进一步清创。如血管壁失去正常的光滑度和粉红色而变得粗糙或成暗红色，或血管失去正常的弹性变得松软，均提示血管壁，尤其是内膜受到一定损伤，缝合后极易形成血栓，应彻底切除。

3. 血管张力适当

直径 1 mm 左右的血管，如果解剖游离 2 cm 左右，剪断后可自然回缩 0.5 ~ 1 cm，这种张力下缝合符合生理要求。如果实际缺损超过 2 cm，即两断端间距超过 3 cm 以上，则应当采用血管移植的办法，不可在张力下缝合。超过血管壁允许的生理张力可使管腔变窄变细，缝合线孔扩大，甚至是血管内膜撕裂，极易形成血栓。

4. 操作时做到稳、准、轻、巧、快

医师在显微血管修复过程中，必须做到精确、细致、轻柔、巧妙，切记，一针一线的操作不当，都有可能造成严重不良后果，甚至是手术失败。整个过程不仅需要术者动作稳健，而且还要求助手、护士及麻醉人员默契的配合，保证手术台的平稳和患者的安静。

5. 针距、边距均匀，针数适宜

首先应根据血管的外径选择适当的针线，然后根据定点缝线间的距离决定缝合的针数，最后才确定缝合的针距和边距。针距过大，针间间隙漏血明显，针距过小，缝线和打结增多，异物感明显，容易引起血管腔狭窄。边距过大，打结时两端不易对齐，不是内卷就是外翻，造成管腔狭窄等不良后果。

6. 进针、打结准确适当

针尖与血管壁垂直刺入，不要小于 60° ~ 70°，这样穿过的距离最短，阻力最小，血管壁损伤小，断端容易对齐，进针时斜度过大会增加血管壁损伤，还会使吻合口

不平及狭窄。拉线轻柔，不可强拉。打结松紧适宜，过松过紧都会使吻合口不平。

7. 保持血管床健康平整

吻合后的血管必须位于平整健康的周围组织内，以利于通畅和愈合。血管床高低不平，周围组织供血较差都会刺激血管痉挛甚至血栓。缝合后可利用周围血供较好的肌肉、筋膜等覆盖在吻合血管上，既不留死腔，也可减少血管受刺激。

8. 适当修剪断端外膜，并不断冲洗断口

用显微镊子将血管外膜向断端方向牵引，用小剪刀剪去拉出的外膜。使其自然回缩 0.5 ~ 1 cm 至显出光滑的血管壁。缝合过程应常规以肝素和利多卡因盐水（2000 ml, 内含肝素 12500U 及 2% 利多卡因 20 ml）冲洗血管口，以防血栓及血管痉挛，同时使术野清晰。

9. 针序适当

无论采用何种方法吻合血管，均应保持恰当的缝合针序。这样不但操作方便，而且能提高缝合质量。

10. 吻合后检查

检查血液循环情况除观察动脉搏动外，还应行静脉通畅试验检查。游离皮瓣移植手术结束前，应再次检查静脉回流是否通畅，提高皮瓣成功率（图 4-7）。

11. 术后护理

显微外科术后，宜保暖，室温最好 25℃左右。要注意头制动，以免因体位移动而造成血管扭曲和压迫血液回流。为防止血管痉挛和血栓形成，可静脉滴注右旋糖酐 40（分子量 20 000 ~ 40 000）扩张微循环，稀释血液。口服阿司匹林也具有抗血栓形成的作用。

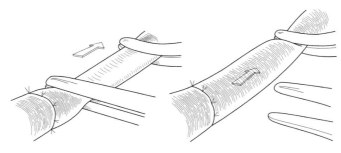

图 4-7 静脉通畅试验

第二节　神经吻合技术

周围神经吻合方法常有外膜吻合法、束膜吻合法、联合吻合法三种。联合吻合法操作难度较高，外膜吻合法操作难度较低，但三种吻合法均需要在显微镜下进行。

一、外膜吻合法

（1）以刀片或剪刀逐渐切除断端受损神经束，直至断面显露正常神经束为止。

（2）在神经断端两侧外膜各缝1针牵引线，类似等距两定点血管吻合法，使神经两端对接准确，避免扭曲。

（3）在两牵引线之间间断缝合神经外膜，不必缝合束膜，注意外膜不内翻，神经束不暴露。

（4）一侧缝合完成后，将神经翻转缝合另一侧。

二、束膜吻合法

（1）以刀片或剪刀逐渐切除断端受损神经束，直至断面显露正常神经束为止。

（2）检查神经束分布情况，并修剪断端5mm范围内外膜，显露神经束。

（3）将两断端的神经束分别吻合，注意神经束的相互匹配，每个神经束缝合1～2针，神经束组缝合2～3针。

（4）缝合时注意仅缝合神经束膜，勿损伤神经组织。

三、联合吻合法

联合吻合法将神经外膜与束膜一同吻合，此法吻合的神经对位最为良好。

（1）以刀片或剪刀逐渐切除断端受损神经束，直至断面显露正常神经束为止。

（2）检查神经束分布情况，在神经断端两侧外膜各缝 1 针牵引线，类似等距两定点血管吻合法，使神经两端对接准确，避免扭曲。

（3）在两牵引线之间缝合，缝针由外向内穿过一侧神经外膜及与其相近的束膜，从束膜与神经组织间穿出，再由对侧相匹配的束膜与神经组织间穿入，从外膜穿出，靠近打结。

（4）一侧缝合完成后，将神经翻转缝合另一侧，依次缝合各神经束及靠近束膜的外膜，深部及内侧的束膜可不吻合。

第三节 微血管吻合器操作

快速有效的吻合血管，保证其有较高的通畅率，一直是肿瘤修复重建外科医师追求的目标。微血管吻合器的出现为显微血管吻合提供了一种新的选择。微血管吻合器系统于1962年由Nakayama设计，1986年经Ostrup和Berggren改良，形成Unilink微血管吻合系统，目前临床应用广泛的为Coupler微血管吻合系统，已经成为血管化皮瓣修复中静脉吻合的常用方式。

一、微血管吻合器及其装载系统

（一）微血管吻合器

微血管吻合器由超高分子聚乙烯及外科级脱磁不锈钢针组成，通过针与孔的物理铆合方式实现血管的畅通吻合（图4-8）。

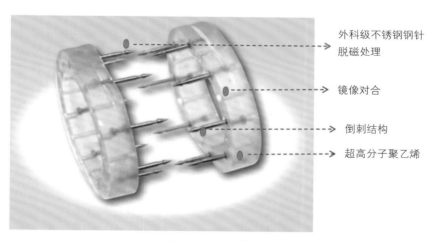

外科级不锈钢钢针脱磁处理

镜像对合

倒刺结构

超高分子聚乙烯

图4-8 微血管吻合器

（二）微血管吻合器装载系统

包括血管吻合器手柄（图4-9）、血管吻合镊（图4-10）和血管量规（图4-11）。

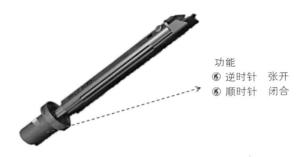

功能
⟲ 逆时针　张开
⟳ 顺时针　闭合

图 4-9　血管吻合器手柄

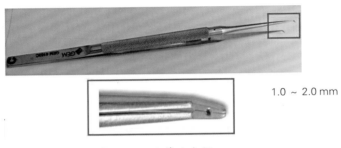

1.0 ~ 2.0 mm

图 4-10　血管吻合镊

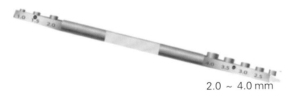

2.0 ~ 4.0 mm

图 4-11　血管量规

（三）微血管吻合器操作应用方法

1. 吻合前血管的准备

（1）良好的显露　解剖游离出需要吻合的血管，使血管可适当拉长 2 ~ 3 cm，以弥补缺损间隙，进行直接吻合。

（2）检查血流状况　选用的动脉，松开动脉夹时，动脉近心端应有活动性喷血，如喷血不旺，应考虑有局部阻塞，可以酌情再修剪一段，直至喷血旺盛，必要时可以改用其他动脉。

（3）修剪外膜　无创显微镊子提起血管断端周围的外膜，向血管断面方向牵拉后予以切除，使血管断口光滑，防止血管吻合时将外膜带入管腔内，一般每侧断端剥离外膜各 0.5 ～ 1 cm。

（4）冲洗湿润管腔　肝素盐水（每 100 ml 生理盐水内含 12.5 mg 肝素），保持血管吻合口处的温润，清洁视野，防止吻合口小血栓形成。

2. 预估测量管径

（1）柔和扩张血管，使用血管量规预估每条血管外径（图 4-12）。

（2）量规上的圆形导环不可置于血管腔内。

（3）选择使用的微血管吻合器型号时应当考虑到血管的痉挛程度和血管弹性。

（4）将对应型号的吻合器装入吻合器手柄（图 4-13 ～ 图 4-15）。

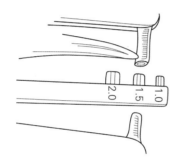

图 4-12　比对测量血管管径

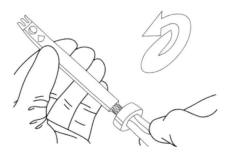

图 4-13　逆时针旋松吻合器柄

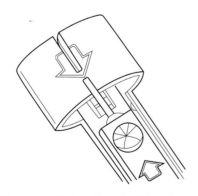

图 4-14　将匹配的吻合器插入柄头端

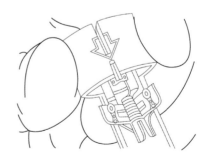

图 4-15　向下送入直至听到咔嗒声

3. 挂针规范

（1）一定要保证处于吻合环内径处的血管内膜是完整光滑的。

（2）操作中不要钳夹、损伤血管壁，套入血管前要观察血管不要扭曲。

（3）顺行、无张力条件下摆放血管后，手柄垂直于血管长径，再套入血管。

（4）做游离皮瓣手术时，需先套挂皮瓣（活动度大的）血管，再套挂受区血管。

（5）钢针全部穿透血管壁，一旦发现挂针时血管有撕裂，应剪掉该段血管再重新挂针。

4. 挂针步骤

（1）垂直血管放置吻合器械，使用显微外科镊子通过其中一个微血管吻合器套环牵拉一条血管末端。

（2）镊住约 1 ～ 2 个针直径的血管壁和内膜层，外翻90° 并且将它刺穿在一个针上（图 4-16）。

（3）继续以三角形方式，刺穿血管牢固地放置在每隔一个的针上，完成三个针（图 4-17）。

（4）将血管刺穿在其余三个中间针上，完成血管定位（图 4-18）。

（5）检查确认血管壁和内膜层均完全刺穿在每个针上减少血栓形成风险。

（6）顺时针方向旋转吻合器械手柄合拢套环（图 4-19 ～ 图 4-21）。

（7）转动手柄直至顶出杆正开始移动现有的连接套环。

（8）继续旋转，顶出连接套环前，用小止血钳轻轻挤压并列钳夹末端，保证套环贴紧并且紧密压合（图 4-22）。

（9）进一步顺时针方向旋转吻合器械手柄顶出连接套环。

（10）打开血管钳前，在手术显微镜下检查吻合。

（11）松开血管夹，应用两把显微血管镊子，进行勒血试验，确认吻合血管通畅。

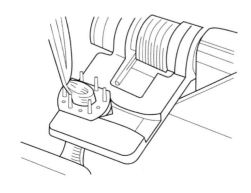 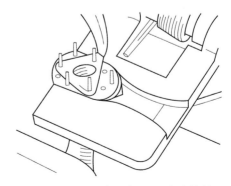

图 4-16　血管外膜挂钩　　　　　图 4-17　血管三角位点外膜挂钩

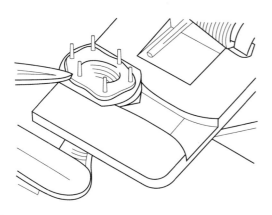

图 4-18　完成全部位点外膜挂钩

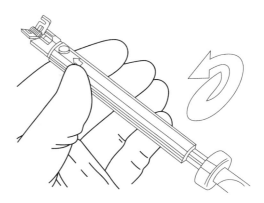

图 4-19　顺时针旋转吻合器手柄

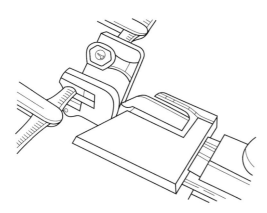

图 4-20　收紧吻合器完成微血管吻合

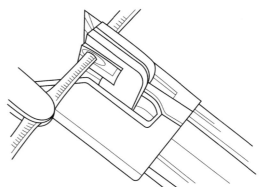

图 4-21　收紧吻合器完成微血管吻合

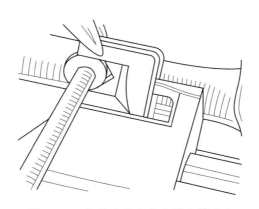

图 4-22　收紧吻合器完成微血管吻合

　　注意：吻合器管径过大，会出现挂钩后血管内膜撕裂（图 4-23），吻合器管径过小，会造成挂钩后血管管腔未充分撑开，均可能导致吻合失败（图 4-24）。

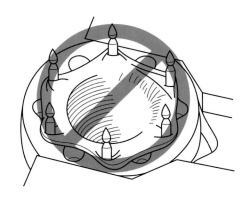 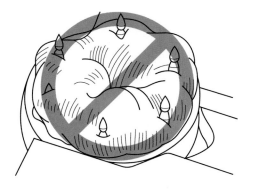

图 4-23　吻合器管径选择过大　　　　　图 4-24　吻合器管径选择过小

第四节　微血管吻合器临床应用

微血管吻合器的优势与临床适应证

对外径 0.8 ～ 4.3 mm、壁厚 0.5 mm 以下的血管，包括动、静脉，均适合采用微血管吻合器进行吻合；在吻合方式上，适用于端端吻合及端侧吻合（图4-25）。

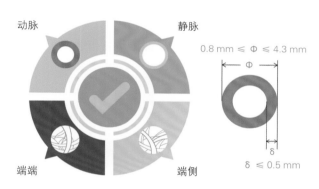

图 4-25　吻合器的临床适应证

吻合器临床优势：

（1）Coupler 套环在吻合口处具有一定的支撑作用，维持管腔固有形态，在一定程度上可减少由于血管痉挛引起的管腔狭窄，又可避免吻合口受压造成血流速度减慢。

（2）可靠外翻，内膜与内膜直接贴合，避免异物及外膜组织卷入。

（3）套环装置上钢针均匀分布，钢针数量随口径扩大而增多，吻合紧密。有效固定。

（4）操作简便易行，吻合速度快。明显缩短组织缺血时间，减少皮瓣内源性损伤。

（5）吻合前仔细检查器械及吻合器的完好度。

（6）钢针全部穿透血管壁，一旦发现挂针时血管有撕裂，应剪掉该段血管再重新挂针。

（7）注意患者的自身条件、年龄、手术室室内温度等多种可能影响患者血管通畅的因素。

参考文献

1. 顾玉东 . 显微外科基本理论与操作 . 复旦大学出版社，2010.

2. Neligan PC, Wei FC. Microsurgical reconstruction of the head and neck. Quality Medical Publishing, 2010.

3. 孙弘，孙坚 . 颌面功能性外科学 . 第二军医大学出版社，2003.

4. 张志愿，张陈平，孙坚 . 整形美容外科学全书：头颈部肿瘤和创伤缺损修复外科学。浙江科学技术出版社，2014.

5. Ren ZH, et al. Clinical Application of an Original Vascular Anastomosis: A Clinical Multicenter Study. J Oral Maxillofac Surg. 2016;74(11):2288-2294.

第五章
显微外科操作训练与
动物模型制备

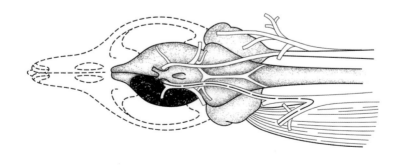

在显微镜下进行手术，组织放大且有立体感，能够精确地完成各种手术操作，但也存在一系列不便之处：显微镜视野较小，手术器械和缝线经常超出视野范围难以找到；景深限制了术者垂直方向上的操作空间；难以控制上肢局部肌肉抖动；显微镜下视野和实际肉眼视野转换困难等。这就要求术者经过一段时期的训练和适应。显微外科操作训练旨在通过一系列操作培训，让受训者在 1 ~ 2 周的时间内，通过大量显微镜下操作练习，锻炼显微镜下的手眼协调能力，形成一定的肌肉记忆，让受训者能够基本独立完成显微镜下的血管解剖与吻合。

第一节　显微外科基本训练

在进行操作训练前，首先需要调整合适的坐姿，以舒适并不影响操作为基本要求。在此基础上调整显微镜的各项参数，保证术野清晰并易于操作。

目前国内新显微外科技术培训常用的基本训练模块包括剥橘络、缝合橘子内皮、橡皮片吻合、橡皮管吻合及离体血管吻合等。剥橘络即将橘子外皮剥离，置于显微镜下，使用显微镊子及剪刀将橘络剥去，要求不损伤橘子内皮；在此基础上可进一步将橘子内皮剥离，使用 8-0 显微缝线缝合。剥橘络及缝合橘子内皮的训练适合于对显微外科操作没有任何基础的初学者，操作难度较低。

对于有一定显微外科操作基础的受训者，可直接进行橡皮片、橡皮管的缝合训练。将 15 mm×3 mm 橡皮片沿长轴方向以 9-0 显微缝线缝合成橡皮管，并将橡皮管剪开模拟血管进行端端吻合是橡皮片、橡皮管训练的基本内容；在此基础上可进一步使用鸡的股动脉或猪的冠状动脉进行离体血管吻合训练，更具实战性。

在显微外科基本训练模块中，橡皮片缝合训练能够在较短时间内提供大量显微镜下缝合打结的训练量，有助于操作者快速熟悉显微镜下操作，形成肌肉记忆，因而成为显微外科技术基础训练的核心模块。

　　在橡皮片缝合训练中，关键是边距和针距的控制。边距即进针点距离橡皮片边缘的距离。在显微血管吻合中，边距过大易使血管内翻、管腔狭窄、针眼渗血，边距过小易致管壁撕裂、吻合口渗血。吻合血管时，边距一般为血管壁的 1 ~ 2 倍。针距即每 2 针之间的距离。针距过大会使血管吻合口渗血，针距过小会增加血管壁损伤，致吻合口愈合缓慢，造成二期出血。针距一般为边距的 2 倍，2 mm 直径的血管缝合 8 针（图 5-1）。

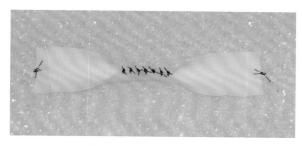

图 5-1　橡皮片缝合训练

　　以下简述显微镜下橡皮片缝合训练（×16 倍）的基本步骤。

　　（1）在橡皮片长轴两端各缝一针，将其固定在海绵片上。

　　（2）练习在显微镜下于橡皮片侧面进针、拔针，要求边距约为镜下 0.5 ~ 1 mm。

　　（3）在镜下完成打结操作，每针打 3 个结，注意必须打顺结，且所有操作均在显微镜下完成。线头长度约镜下 1.5 mm。

　　（4）同法于第一针旁进行第二针缝合，要求针距为镜下 1.5 mm。

　　（5）所有操作均在同一水平上完成，不超出景深范围。动作轻柔稳定，缝针始终位于视野内，尽量控制抖动。

第二节　实验动物的麻醉

麻醉是动物实验的重要组成部分之一。动物的麻醉就是消除动物手术中的疼痛，保证试验动物的安全；便于手术操作创造良好条件。

动物种类繁多、体格相差悬殊，不同的解剖生理特点和实验目的的不同，用药要有所不同，如果一般化地使用麻醉药，会给动物生命造成不可弥补的损失；即使是同种，生活在不同地区的动物，麻醉药的用量也应注意区别。

一、实验动物的麻醉方法

常用的麻醉方法，根据实验目的和所选动物，一般分为全身麻醉和局部麻醉，常用的是全身麻醉的方法。通过吸入、注入(静脉、皮下、肌内、腹腔等)、口服、灌胃、灌注直肠等方法使动物麻醉，达到能够手术或试验操作的目的。

二、常用麻醉药物

（一）全身麻醉药

全身麻醉药能抑制中枢神经系统功能，达到意识消失，对全身任何部位的疼痛刺激失去感觉和反应。全身麻醉药主要分为吸入全麻药和注入全麻药两大类。

1. 吸入全麻药

吸入全麻药是通过呼吸道进入体内而产生全麻状态。吸入全麻药由于具有容易控制、安全和比较可靠等优点，在实验中广泛应用。如氧化亚氮、恩氟烷、异氟烷、地氟醚、乙醚、三氯甲烷等。

乙醚是常用的吸入麻醉药，挥发性很强，有特殊的气味，为易燃品，适用于各种动物的麻醉，乙醚的作用是抑制中枢神经系统。其特点是安全范围大，肌肉能完全松弛，对肝和肾的毒性较小，麻醉的诱导期和苏醒期较短，动物麻醉深度容易掌握，而且麻醉后苏醒较快。其不良反应是对呼吸道和结膜刺激性强，胃肠道反应增高，局部刺激作用大，可引起上呼吸道黏膜液体分泌增加，易发生呼吸道阻塞，使用时应小心。

目前，国际上常用的吸入全麻药是异氟烷和恩氟烷，其优点是气味小，对呼吸道和黏膜刺激性小，因而呼吸畅通。使用安全，动物麻醉深度易掌握，而且麻醉后苏醒较快。不足之处是需要配备麻醉机一起使用，价格贵。

2. 注入麻醉药

经静脉、皮下、肌内、腹腔等途径注入产生全麻作用的药物，称为注入麻醉药。常用的注入麻醉药有戊巴比妥钠、硫喷妥钠、地西泮、氯胺酮、水合氯醛、乌拉坦等。

（1）氯胺酮　起效快，麻醉作用时间短，脂溶性较高。

（2）戊巴比妥钠　为中效麻醉药（3～6小时），用于催眠效果好。

（3）硫喷妥钠　为一种快速、短效麻醉药，其特点是起效快，不良反应为抑制呼吸中枢，呼吸道分泌物增加；使贲门松弛，易出现反流呕吐，导致误吸，术前需禁食及注射阿托品。具有很强的镇静作用。

（4）地西泮　具有良好的镇静作用，可以作为复合麻醉辅助用药，与氯胺酮合用，其效果最佳。

（二）局部麻醉药

局部麻醉药是能在局部阻断神经传导，而不破坏神经组织的药物。实验中使用的局部麻醉药有酯类和酰胺类两类。酯类局麻药有普鲁卡因、氯普鲁卡因等；酰胺类局麻药有利多卡因、布比卡因等，酰胺类局麻药在肝内被水解。因局麻对动物麻醉效果较差，显微外科操作基本不使用局部麻醉。

三、麻醉药的剂量及注射途径（表 5-1）

表 5-1 各类动物麻醉药物剂量及给药途径

种类	戊巴比妥 (mg/kg)	途径	硫喷妥钠 (mg/kg)	途径	盐酸氯胺酮 (mg/kg)	途径	水合氯醛 (mg/kg)	途径	乌拉坦 (g/kg)	途径
小鼠	35	I.V.	25	I.V.						
	50	I.P.	50	I.P.	22 ~ 44	I.M.	400	I.P.	—	—
	25	I.V.	20	I.V.						
大鼠	50	I.P.	40	I.P.	22 ~ 44	I.M.	300	I.P.	0.75	I.P.
	30	I.V.	20	I.V.						
豚鼠	40	I.P.	55	I.P.	22 ~ 44	I.M.	200 ~ 300	I.P.	1.50	I.P.
	30	I.V.								
家兔	40	I.P.	20	I.V.	22 ~ 44	I.M.	—	—	1.0	I.V. I.P.
			20	I.V.						
地鼠	35	I.P.	40	I.P.	—	—	200 ~ 300	I.P.	—	—
犬	30	I.V.	25	I.V.			125	I.V.	1.0	I.V.
小型猪	30 ~ 20	I.V.	10 ~ 9	I.V.	10 ~ 15	I.M.	—		—	
猫	25	I.V.	28	I.V.	15 ~ 30	I.M.	300	I.V.	1.25 ~ 1.50	I.V. I.P.
猴	35	I.V.	25	I.V.						
			60	I.P.	15 ~ 40	I.M.	—		—	
羊	30	I.V.	—	—						

注：I.V.= 静脉内注射；I.P.= 腹膜内注射；I.M.= 肌肉注射；S.C.= 皮下注射

四、实验动物麻醉的注意事项

1. 大型实验动物（犬、猫、灵长类、猪）在麻醉之前应禁食 8 ~ 12 小时。小型啮齿动物及兔不易发生呕吐，所以一般手术前不需要禁食。

2. 在麻醉前应准确称重。

3. 麻醉剂的用量，除参照一般标准外，还应考虑个体对药物的耐受性不同，而且体重与所需剂量的关系也并不是绝对成正比的。一般而言，衰弱和过胖的动物，其单位体重所需剂量较小。

4. 在使用麻醉剂过程中，应随时注意观察动物的反应情况，尤其是采用静脉注射，绝不可将按体重计算出的用量匆忙进行注射。

5. 动物在麻醉期，体温调节中枢受到抑制，机体较难随环境温度的变化来调节体温，易受环境温度的影响而出现体温升降。室温超过 29℃时，麻醉下的动物易发生体温升高；手术室的室温低于 19℃时，麻醉下的动物易发生体温下降，这就要求操作时室温控制在 22 ~ 24℃。要采取保温措施，尤其在冬季更应注意（观察体温变化，可在动物肛门插入体温计，检测体温。正常的肛门温度：大鼠 37.5℃；小鼠 37.5℃；家兔 39.5℃；豚鼠 39.5℃；犬 38.5℃；猪 39.0℃；羊 39.5℃；猴 39.0℃）。

6. 静脉注射必须缓慢，同时观察肌肉紧张性、角膜反射和对皮肤夹捏的反应，当这些活动明显减弱或消失时，立即停止注射。配制的药液浓度要适中，不可过高，以免麻醉过急；但也不能过低，以减少注入溶液的体积。

五、实验用 SD 大鼠的麻醉

目前实验用 SD 大鼠的麻醉常采用 10% 水合氯醛溶液腹腔注射的方法。

根据 10% 水合氯醛溶液 0.4 ml/100 g 体重进行腹腔注射效果最佳。麻醉起效时间 3 ~ 5 分钟，麻醉维持时间 1 小时左右。如果手术时间长还可以追加 1/3 ~ 1/4 量，但不可过量，注意宁可少量分次加入，也不可一次腹腔注射过量，容易导致大鼠死亡。水合氯醛价格不贵，常温下呈晶体，麻醉药物最好现用现配。

如果手术实验要求麻醉时间较长，也可以考虑使用乌拉坦，该药不贵，一次腹腔注射可以维持麻醉 5 ~ 8 小时。目前不建议采用戊巴比妥钠，因为该药的安全范围较窄，而且动物的个体差异比较大，容易过量而死亡，呼吸道分泌物增多也是该药产生死亡的常见原因。

六、大鼠麻醉成功的判断标准

一般在适当量下进行麻醉 3 分钟后，大鼠出现活动减慢，后逐渐全身瘫软，固定四肢无挣扎反应就算完成麻醉步骤了。另外，要看大鼠呼吸是否稳定均匀平稳，是否活动，最简单的方法是用镊子轻夹大鼠的四趾脚趾，如果夹捏后大鼠无任何反应，则判断大鼠进入深麻状态。也可通过疼痛反射和眼角膜反射判断大鼠麻醉是否成功。

第三节　大鼠颈动脉的解剖显露与缝合

大鼠的颈动脉平均管径 1 ~ 1.5 mm，位于大鼠气管两侧。相比大鼠其他部位血管，颈动脉具有血管管径相对较粗、管壁较厚易于吻合；组织层次深在，符合临床操作环境，实战性高等优点。但颈动脉吻合失败则导致同侧大脑缺血，直接危及实验动物生命，且颈动脉邻近的迷走神经如不慎损伤也会导致实验动物死亡，这些都限制了颈动脉吻合操作在显微外科技术培训中的应用。我们认为大鼠颈动脉吻合的培训应当在学员已经充分完成尾动脉、股动脉吻合训练后进行，以与临床更接近的吻合环境进一步提升学员的显微血管吻合水平。以下简述大鼠颈动脉的解剖与吻合步骤。

一、大鼠颈动脉的解剖

大鼠左侧颈总动脉起自主动脉弓，右侧颈总动脉起自无名动脉。两条颈总动脉穿出胸部以后，紧靠在气管两侧向前延伸。颈总动脉上行到达甲状腺的位置便分为颈内动脉和颈外动脉，故在肉眼直视下可见到颈总动脉的"Y"形分叉状结构（图 5-2）。

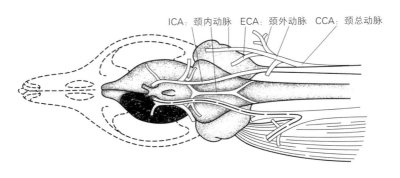

图 5-2　大鼠颈动脉解剖（CCA：颈总动脉，ECA：颈外动脉，ICA：颈内动脉）

　　在颈部，颈内动脉和颈总动脉与迷走神经和交感神经相伴行（图5-3）。迷走神经从延髓侧面发出，经颈静脉孔出颅，在出口处膨大呈梭形的节状神经节，其内侧稍后方为较大的交感神经颈前神经节。后者靠近颈总动脉分叉部，与颈内动脉相贴。此外，交感神经还与颈内动脉一起进入颈动脉管。颈部的迷走神经和交感干之间有结缔组织连接在一起，两干紧贴颈总动脉的背外侧向后走行，其后扭向颈总动脉的腹内侧。肉眼直视下，迷走干稍粗，看起来更发白。交感干较细，看起来较透明更接近肉色。

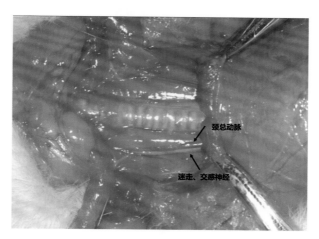

图5-3　大鼠颈动脉与迷走神经解剖

　　颈外动脉是颈总动脉的直接延续，走行于气管旁和颈内动脉的内侧。而在人类，颈外动脉的走行初居于颈内动脉的内侧，而后经颈内动脉前方转至其外侧。即人类和大鼠的颈外动脉的解剖位置正好相反，这种比较解剖学上的显著差异在手术中需要高度关注，以避免将颈内动脉和颈外动脉混淆。颈外动脉在上升的过程中陆续发出了众多的分支：枕动脉、甲状腺上动脉、咽升动脉、舌动脉、腭升动脉、颌外动脉、耳后动脉、咬肌动脉、耳前动脉、颞浅动脉、颌内动脉。

　　颈内动脉是颈总动脉在甲状腺的后端向外侧发出的一个小分支，从颈深部穿行达颅底，在鼓室后分出一大分支——翼腭动脉，这也是颈内动脉的唯一颅外分支。刘元丁等的铸型标本提示颈内动脉从颈总动脉发出后走行2～3 mm后便发出翼腭动脉。依据图谱分析结合手术所见，颈内动脉主干分为翼腭动脉和颈内动脉也形成"Y"形结构。翼腭动脉行向外侧，然后进入后破裂孔（颈静脉孔）。颈内动脉相对行于内侧，沿鼓室内侧延伸一小段距离后进入颅腔，发出颅内分支。

二、大鼠颈动脉吻合步骤

以下简述大鼠颈动脉吻合步骤。

（1）大鼠麻醉后，颈前部备皮。

（2）仰卧位，四肢固定。

（3）术区消毒（75%酒精）。

（4）切口设计（图5-4）：两侧肩关节连线及下唇正中至胸锁关节连线做"T"形切口。

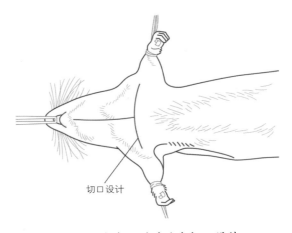

切口设计

图5-4　大鼠颈动脉吻合切口设计

（5）切开皮肤，用止血钳或眼科小剪刀沿胸锁乳突肌内侧缘深入到肌间隙，纵行分开。

（6）向外侧牵拉胸锁乳突肌。

（7）于气管后外侧，胸骨甲状肌与胸骨舌骨肌的深面，颈直肌和颈斜肌交叉处，可见搏动强烈的颈动脉、伴行的迷走神经（呈白颜色）和细小的颈内静脉。

（8）镜下放大16倍，使用显微剪刀，沿颈动脉纵行分离，分开迷走神经及颈内静脉。

（9）相隔2 cm，上血管夹。

（10）切断血管，血管水（肝素利多卡因溶液）冲洗断端，清理血管。

（11）显微镊夹住断端的外膜周围结缔组织，向断端外侧牵拉，并平齐断端将其切除，任其回缩。

（12）两血管断端下置硅胶片，做两定点吻合。

（13）10-0 单丝尼龙针线缝合两断端（间断法或连续法）。

（14）血管前壁缝合完成后，翻转血管夹及牵引线，同样方法完成后壁缝合。

（15）先松开远心端血管夹，待血管充盈后松开近心端血管夹。

（16）若吻合口少许渗血，可用温盐水纱布轻轻持续压迫 1 ~ 2 分钟，若有喷射样出血，应在喷血处加缝一针。

（17）行血管通畅实验，检查其通畅情况，完成血管吻合（图 5-5）。

（18）清楚周围血块，除去硅胶片及自动拉钩。

（19）分层缝合皮肤。

（20）若术中止血较多，可予 5 ml 生理盐水腹腔内注射。

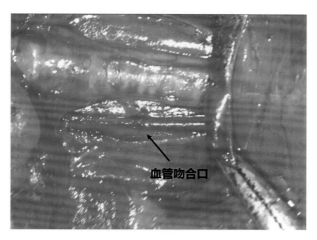

图 5-5 吻合口无渗血，血流通畅，完成血管吻合

第四节　大鼠股动脉的解剖显露与缝合

　　股动脉由髂外动脉分出，是大鼠下肢的主要供血动脉之一。股动脉行走于大腿内侧，起于腹股沟韧带，直至分出腘动脉为止。股动脉的主要分支包括旋髂浅动脉、腹壁浅动脉、肌支、膝最上动脉以及隐动脉。

　　旋髂浅动脉是股动脉越过髂肌肌腹时向外发出的分支，主要供应髂腰肌、腰小肌以及耻骨肌的血供。其深面分支可与股神经伴行。肌支位于股动脉远1/3，于股动脉内侧面近耻骨肌止点发出，主要供应股薄肌、内收大肌以及内收长肌。腹壁前动脉分出位置与肌支接近，分布于大腿内侧，分离皮下脂肪后即可观察到。膝最上动脉始于腹壁浅动脉以及肌支下方。隐动脉是股动脉最表浅的也是最大的分支，于腘窝附近分出，沿小腿内侧下行，进入踝部。腘动脉是股动脉的直接延续，始于股骨内上踝上方，主要终末支为胫前动脉、胫后动脉。

　　简述大鼠股动脉吻合步骤如下。

　　（1）大鼠麻醉后，将大腿内侧外展位，一并行大腿内侧备皮。

　　（2）设计"T"形切口：横切口平行于腹股沟，纵切由外踝指向横切口中点（图5-6）。

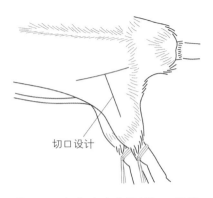

图5-6　大鼠股动脉解剖切口设计

（3）切开皮肤及皮下组织，可见皮下脂肪，分离皮下脂肪后可见隐动脉（股动脉最浅的分支），隐动脉与隐神经以及大隐静脉伴行（图5-7）。

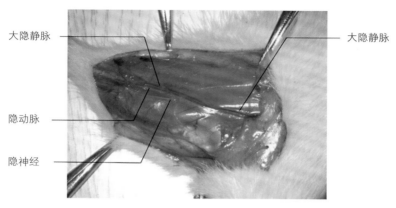

大隐静脉

大隐静脉

隐动脉

隐神经

图 5-7　隐动静脉及神经关系

（4）沿着隐动脉向上解剖血管周围组织，于腘窝附近可见隐动脉和腘动脉汇合点；沿着汇合点继续向上追踪至腹股沟，牵拉腹壁肌，暴露腹股沟韧带。可见股动脉位于腹股沟韧带下方（图5-8）。

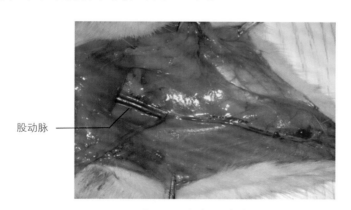

股动脉

图 5-8　大鼠股动脉显露

（5）固定腹股沟韧带，确保股动脉显露充分。镜下放大16倍，使用显微剪刀，沿动脉纵行分离周围组织。

（6）相隔2 cm上动脉夹，阻断血流（图5-9）。

（7）切断血管（如血管断端不齐整，可予以局部修整），冲洗血管断端，防止血栓形成（图5-10）。

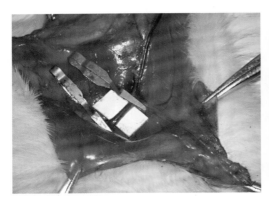
图 5-9　血管夹阻断血流

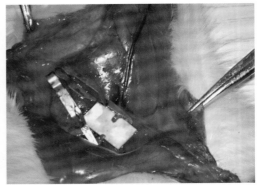
图 5-10　切断血管并修剪整齐

（8）10-0 单丝尼龙针线断端两边，保留线结一侧的 10 ~ 15mm 线头以供后期翻转血管。先处理吻合口的前缘壁（每 1/2 针距缝合 1 针，依次缩小缝合距离，除两端缝合线外，每侧约还需缝合 3 针）。牵拉最两侧牵引线使血管翻转 180°，让血管吻合口的后壁缘暴露，继续缝合血管壁。血管缝合完毕后，剪除牵引线，放松血管夹检查通血情况，必要时于漏血处补充缝合（图 5-11）。

（9）分层缝合皮肤。

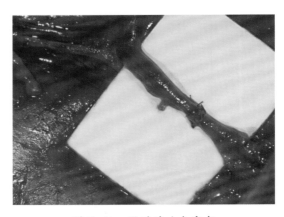
图 5-11　股动脉吻合完成

第五节 大鼠尾动脉的解剖显露与缝合

大鼠尾动脉的端端吻合，是显微外科操作练习常用的方法。大鼠尾动脉（又称尾中动脉），具有以下优点。

（1）显微外科缝合的血管大多数在 0.8 ~ 2.5 mm 最为常见，大鼠尾动脉直径为 0.5 ~ 1.1 mm 与之较为匹配，而且缝合难度更高，一般大鼠尾动脉缝合过关，头颈部位的血管显微操作问题不大。

（2）大鼠尾部较长，可以吻合 30 ~ 50 个以上的断面，适用于反复练习。

（3）可以对大鼠进行多次麻醉，操作时间长。

（4）大鼠尾动脉相对于其他大鼠动脉，如股动脉，颈动脉等，止血方便，大鼠不易因失血过多致死，可以反复练习，甚至中途练习中止部分时间（如中午休息）后，仍可继续进行操作练习。

（5）各部位管径粗细有差异，适用于各级显微操作练习需要。初学者可以先从近心端的 1/3 或中央 1/3 开始练习，管径较粗，然后逐渐向远心端练习，难度逐级上升。

（6）尾动脉暴露简单容易，比股动脉等显露更为方便、快速。

一、操作准备

1. 选择体重 300 ~ 400 g SD 成年大鼠或 Wister 成年大鼠。

2. 戊巴比妥或水合氯醛，显微手术器械，10-0 显微缝线，大鼠操作固定台，显微镜，肝素盐水等。

二、操作步骤

1. 大鼠麻醉起效后，将其固定于操作台上，利用橡皮筋固定四肢及头部，腹部朝上，尾部充分游离。

2. 显露尾动脉：于大鼠尾部中央做一横向切口（沿长轴），与显微镜下小心游离皮下组织，在尾中央处可找到尾动脉，小心游离出一段尾动脉，3 ~ 4 cm，备用（图 5-12）。

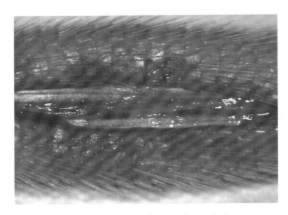

图 5-12　解剖暴露大鼠尾动脉

3. 在游离的尾动脉两侧用显微血管夹夹闭血管，血管夹间距为 1 ~ 2 cm，夹闭确切后，在显微镜下，用显微直剪刀剪开尾动脉，力争垂直于动脉，一刀剪断，而不是反复多次修剪。

4. 在显微镜下，对血管断面进行处理，剥除外膜外的结缔组织，使得断面光整，用肝素盐水冲洗干净断面管腔，防止血栓形成（图 5-13）。

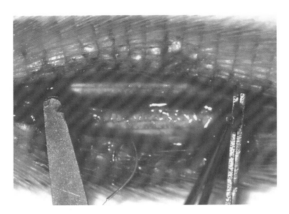

图 5-13　显露动脉两侧管腔，冲洗，并将外侧结缔组织修剪干净

5. 显微镜下，进针的方法：进针的方向应与血管纵轴平行，针刺入时，除看准针距与边距外，应尽量使缝针与血管壁垂直。缝针一般先从右侧由外向管腔进针，经断口后自左侧管腔由内向外出针，同时用左手血管镊进行反压（图5-14）。

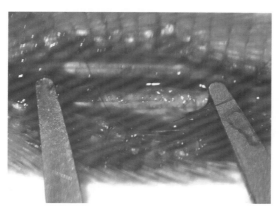

图5-14　11-0显微缝线第1针缝合尾动脉（保留1根引线用于牵拉，翻转）

6. 尾动脉端端吻合：进针的顺序：二定点端端缝合法（即180°缝合法），以缝合8针为例，方法是：将两吻合的血管端端对合后，如以断口按钟面计算，在吻合口缘12点和6点处，用11/0的单丝尼龙无损伤缝针，缝合第1针和第2针，分别打结，留有10～15mm的尼龙线作为牵引（图5-15）；在血管前壁缘3点处缝合第3针（注意保留1根线10～15mm便于牵引），在12点与3点之间的中点处缝合第4针，在3点和6点的中点处缝合第5针，然后牵引第2针牵引

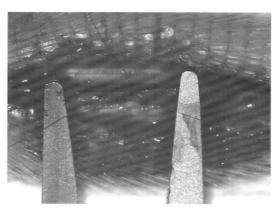

图5-15　180°第2针显微缝合尾动脉（注意减少血管两侧张力，
以免缝合处撕裂或脱开）保留1根引线便于牵拉

线使血管翻转 180°，让血管吻合口的后壁缘暴露（图 5-16）。（注意此时先不急于马上缝合，应用血管钳和肝素冲洗，看清并明确之前第 1 至第 5 针未将对侧动脉壁带入导致管腔狭窄血栓；或因缝合深度不充分缝针未穿过内膜导致操作后夹层动脉瘤），检查完毕后，分别于后壁缘 9 点处缝合第 6 针（注意保留 1 根线 10 ~ 15 mm 便于牵引），9 点和 12 点中点处缝合第 7 针，9 点和 3 点之间的中点缝合第 8 针。至此血管缝合完毕。剪除牵引线，放松血管夹通血（图 5-17）。

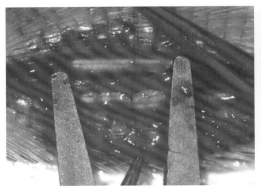 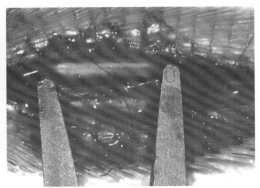

图 5-16　翻转缝合第 6 针前，检查管腔及之　　　　图 5-17　尾动脉血管 8 针缝合完毕
　　　　　前的缝合情况

7. 观察缝合效果：通血后，观察有无吻合口渗血，以及远端血运及管径是否鼓起等，并用血管镊进行 2 次勒血试验，判断缝合效果（图 5-18）。

8. 若明显渗血，可在助手肝素盐水冲洗的帮助下，进行血管吻合加针，并重复勒血试验，观察吻合后血运情况。

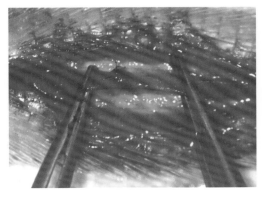

图 5-18　放开血管夹后，用显微镊勒血试验检查通常情况

第六节　大鼠坐骨神经的解剖显露与缝合

对于神经吻合的显微吻合训练，主要是以大鼠的坐骨神经作为训练实物模型，该神经粗大，易于显露。大鼠的坐骨神经主要是由 L3 ~ L6 神经构成，体位一般要求为大鼠俯卧位（头朝下），操作前需先给大鼠脊柱外侧备皮。

一、操作体位

大鼠取俯卧位，固定四肢。用手指在大腿与脊柱连接部位感觉股骨位置，以此为骨性标志在股骨与脊柱腰椎尾椎浅面剪开皮肤，切口位置为股骨在体表的投影位置。打开皮肤皮下后可见一条明显的白线，为肌肉间的筋膜（股骨后外侧间隙），沿此白线将其剪开一小口，深入血管钳沿着白线方向钝性分离，分开白线后可见两块肌肉之间的坐骨神经干，大鼠坐骨神经的近心端位于梨状肌神经出口，远端达腓总神经分支上缘 2mm 处。向下稍作分离可见分开的胫神经和腓总神经。要注意的是上下位置均有血管，向上向下作进一步分离的时候均应小心操作。

这个位置暴露坐骨神经损伤小，不会伤及肌肉。同时视野大，并且暴露的神经段为坐骨神经干的位置，易于显微吻合操作。

二、操作具体步骤

1. 麻醉：腹腔注射 10% 水合氯醛（0.4 ml/100g）进行麻醉，侧卧位，备皮消毒。

2. 取双侧股后上部切口，逐层切开皮肤，皮下筋膜，从肌肉间隙进入，显露坐骨神经干（图 5-19）。

3. 游离坐骨神经，选取距梨状肌神经出口 1 ~ 1.5 cm 处横断坐骨神经干，立争显微直剪刀一刀剪开神经组织，显露光整的正常神经束（图 5-20）。

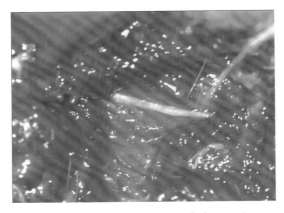

图 5-19　显微镜下显露坐骨神经位置

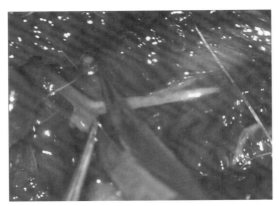

图 5-20　垂直于神经长轴，剪开坐骨神经（力争一刀剪开，以免断面不平整）

4. 在显微镜下，先观察断面，是否显示清晰，光整，神经束膜及外膜是否显露清楚。

5. 缝合方法大致可分为神经外膜缝合、神经束膜缝合及神经外膜束膜缝合三种。前法只缝合神经外膜，如能准确吻合多可取得较好效果。束膜缝合法系在手术显微镜下分离出两断端的神经束，将相对应的神经束行束膜缝合，此法可增加神经束两端对合的准确性。

（1）神经外膜缝合法　用 11-0 尼龙线，只缝合神经外膜，不缝神经质。先在神经断端两侧各缝 1 针定点牵引线（图 5-21），再缝合前面，然后将一根定点线绕过神经后面，牵引定点线翻转神经，缝合后面。缝合时应准确对位，不可扭转。可根据断面神经束的形状，达到准确对位。2 针缝线间的距离以能使断端对合良

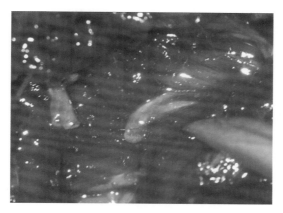

图 5-21　神经外膜缝合第 1 针

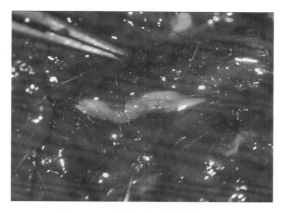

图 5-22　神经外膜缝合第 2 针

好为度（图 5-22）。

（2）神经束膜缝合法　在手术显微镜下进行。先分别在神经两断端环形切除 0.5 ~ 1 cm 神经外膜，根据断端神经束的粗细和分布情况（高倍镜下），分离出若干组相对应的神经束，切除各神经束断端的瘢痕组织直至正常组织。各神经束的断面可不在同一平面上。用 11-0 尼龙线将各对应神经束做束膜缝合，只缝合神经束膜，不缝神经质。缝合针数以能使两神经束端对齐为度，一般每束缝 2 ~ 3 针即可。

（3）神经外膜、束膜缝合法　在显微镜下，纵行切开近远端神经外膜，显露神经束。先缝合神经背面。用 9-0 或 10-0 无创尼龙线，通过一端的神经外膜及某一神经束膜缝至另一端相对应的神经束膜及神经外膜。神经中央部分，做间断束膜缝合。

6. 神经吻合术后，将吻合神经置于正常血运良好的组织中，再次检查吻合端张力情况，神经吻合部位应尽量无张力或减少张力。

三、注意事项

1. 神经吻合前必须保证两断端的神经组织断面平整。

2. 避免神经扭转。

3. 两侧神经应在无张力情况下吻合。

参考文献

1. 朱森树, 宋淑君. 戊巴比妥钠麻醉大鼠时剂量与浓度选择. 上海实验动物科学, 1998,18:35.

2. 周忠信, 王捷, 赵善广. 戊巴比妥钠腹腔麻醉在小型猪中的应用。上海实验动物科学 2001.21：113–114.

3. 孙安会；谷捷；吴涛；袁肇凯；蔡雄；胡志希；简伟雄；李鑫. 四种常用实验麻醉药物对大鼠心血管系统的影响. 中国实验动物学报. 2016.2.

4. 朱清华, 祝庆藩（主审）. 实验动物学. 广州：广东高等教育出版社，1991.227.

5. Holobotovskyy V V,Arnolda L F,McKitrick D J. Effect of anaesthetic and rat strain on heart rate responses to simulated haemorrhage. Acta physiologica Scandinavica. 2004.

6. 毕本军, 郝丽文, 尹国瑞, 王增涛. 大鼠尾动脉显微解剖及临床意义. 山东大学学报（医学版）. 2008,12.

7. 向贤宏, 李鹤平, 陈伟, 李家平, 王于, 谭国胜, 余雷, 杨建勇. Wistar 大鼠腹腔干及其分支动脉的实验解剖学特征. 世界华人消化杂志. 2008: 2988–2991.

8. 吕伟彪, 周华满. 大鼠尾动脉多节段吻合的体会。上海实验动物科学，1999,19（4）:234.

9. 徐建广, 顾玉东. 大鼠坐骨神经显微解剖及其意义. 上海医学杂志. 1999,22（3）.

10. 曹学成. 大鼠坐骨神经的解剖学研究. 中国实验动物学杂志. 2002;2.

11. 陈菁, 楚燕飞, 朱刚, 李兵仓, 赵辉, 陈志强. 大鼠再生坐骨神经组织解剖结构的三维显示. 解剖学杂志. 2004:99–101.

12. 杨安峰, 王平. 大鼠的解剖与组织 第一版. 北京：科学出版社。1985:177–180.

第六章
口腔颌面头颈修复重建
常用软组织瓣的制备

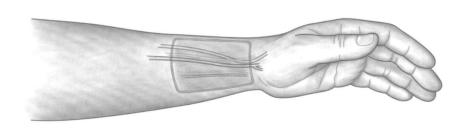

第一节　前臂皮瓣的制备

前臂作为皮瓣供区，由我国学者杨果凡于 1979 年首先报道。1979 年，杨果凡教授首次利用带有桡动脉的前臂复合组织瓣通过显微外科血管吻合技术，成功修复了头面部组织缺损，因而又称为中国瓣（Chinese flap）。不久之后，这项技术被不同的欧洲外科医生推广开来。1981 年，Muhlbauer 首次在欧洲文献中描述前臂桡侧皮瓣的优点，尤其是其优良的柔软性，皮瓣制备的简易，稳定的解剖结构、血管蒂长且口径粗大。很快，许多研究者开始支持前臂皮瓣在头颈部重建中的应用。Soutar 和他的同事报道了前臂桡侧皮瓣在口腔和手部重建中的适用范围。Hatoko 等人支持前臂皮瓣修复硬腭和软腭缺损，因此提出用前臂皮瓣来进行唇腭裂患者的缺损修复。除了能够可靠地闭合造瘘管外，他们还能够重建牙槽嵴，并为可靠地安装假牙建立前庭。

从旋前圆肌近端的附着到远端肱桡肌的附着处，这一段桡骨也可切取用作修复用，这段骨长度补偿过 10 ~ 12 cm，Soutar 和 Widdowson 报道了 14 例利用前臂桡动脉骨瓣重建口腔下颌骨的，其中 12 例成功。但对于取桡骨作为供区骨，仍有两大限制因素，其一是为了保持剩余桡骨的稳定和完整，桡骨可制取的长度有限，对于下颌骨功能重建，其余供区可提供的骨质更多。其二则是使用桡骨有着病理性骨折的潜在风险，据报道发生率高达 23%。因此，桡骨并不是血管化骨的最佳供区。

一、应用解剖

桡动脉是前臂桡侧皮瓣的供血动脉，是肱动脉在桡骨颈稍下方的桡侧分支（图 6-1）。起始部被旋前圆肌和肱桡肌所覆盖，称为掩盖部，平均长度为 11.7 cm。下部行于肱桡肌与桡侧腕屈肌之间，被深筋膜覆盖称为显露部，平均长约 10 cm，血管直径约 2.5 mm。

皮瓣的回流静脉可选用头静脉或桡动脉伴行静脉。头静脉平均外径为 2.8 mm。桡动脉的伴行静脉有 2 条，两静脉之间互相有多个桥状吻合支，伴行静脉的平均外径为 1.3 mm。皮瓣游离移植时回流静脉多选用头静脉，在头静脉不能作为回流静脉的情况下，桡动脉伴行静脉也可作为回流静脉。

前臂外侧皮神经是肌皮神经的一个终末支，在肘窝肱二头肌外侧穿出深筋膜，位于头静脉的深面，可用于感觉皮瓣的吻合神经（图 6-2）。

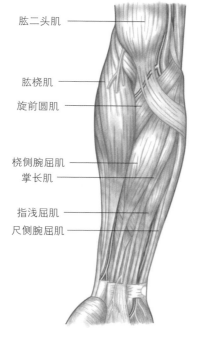
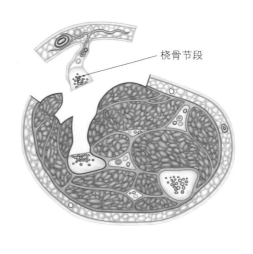

肱二头肌

肱桡肌
旋前圆肌

桡侧腕屈肌
掌长肌

指浅屈肌
尺侧腕屈肌

桡骨节段

图 6-1　前臂的周围解剖

图 6-2　前臂的断层解剖

二、优缺点和临床适应证

前臂皮瓣作为知名动脉直接供血的组织瓣，具有血管恒定，蒂长，口径粗，易于吻合，皮肤色泽好，质地柔软等特点，其应用需要掌握以下指征。

1. 前臂皮肤健康，血管无受损，特别是浅静脉近期没有进行过静脉穿刺；

2. 供区手部血液供应良好，检查手部的血液供应，用 Allen 试验评估桡动脉和尺动脉的吻合交通情况，具体方法：双手同时按压桡动脉和尺动脉，嘱咐患者反复用力握拳及张开手掌 5 ～ 7 次，至手掌变白，松开尺动脉的压迫，保持桡动脉压迫，观察手掌变色情况。如手掌颜色在 15 秒内迅速变红或回复正常，Allen 试验即为阴性，表明尺动脉及桡动脉之间有着良好的侧支循环；反之若 15 秒后手掌颜色仍苍白，则 Allen 试验阳性，表明侧支循环不良，禁止行前臂皮瓣修复。

3. 适应证

（1）舌缺损　适用于半舌缺损，超过半舌或全舌缺损，前臂皮瓣由于体积不够应考虑其他组织瓣。

（2）颊部缺损　对于颊部肿瘤切除后未贯通的颊部黏膜缺损，前臂皮瓣较合适。

（3）口底缺损　对于前口底软组织缺损包括部分下颌牙槽突缺损，前臂皮瓣可用于覆盖创面。

（4）口咽及喉咽部缺损　前臂皮瓣质地较薄且柔软，适用于口咽及喉咽部组织缺损。

（5）唇缺损　可用于重建全上唇或全下唇缺损。

三、皮瓣设计

皮瓣设计：由于头静脉口径粗大，容易吻合成功，而桡静脉细小且管壁薄，因此我们通常选用头静脉作为皮瓣的回流静脉。设计皮瓣时，先标记出桡动脉和头静脉的走行，取两者的中点线作为皮瓣的纵轴，然后根据术区创面的大小和需要，标记皮瓣的范围，远端不应超过第一腕横纹（图 6-3）。

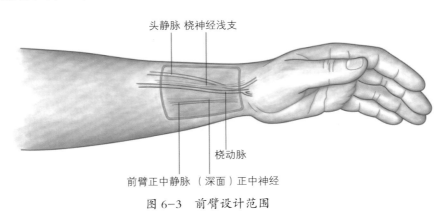

图 6-3　前臂设计范围

四、皮瓣制备步骤（图6-4～图6-8）

1.充气止血带止血后（压力一般为患者收缩压的1.5倍，止血时间不超过90分钟），沿皮瓣标记线，先从一侧切开皮肤，直达深筋膜，从深筋膜下向中线血管方向锐性解剖分离。当一侧解剖游离完成后，再从另一侧切开游离。当分离至桡动、静脉时，应位于血管蒂的深面解剖。

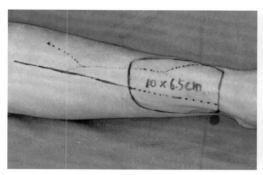

图6-4　设计切口线，标记头静脉，桡动脉位置

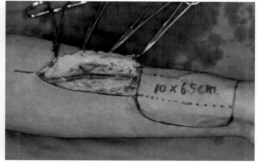

图6-5　切开近心端暴露头静脉

2.切开皮瓣的远端，显露桡动、静脉和头静脉，分别予以结扎和切断，在肌膜下将桡动脉和静脉与深部组织分离，沿途结扎桡动脉的肌支，在皮瓣的近心端沿桡动脉的走行方向纵向切开皮肤达血管蒂长度，先分离出头静脉，然后在肱桡肌和桡侧腕屈肌之间解剖桡动脉的掩盖部。如此形成以桡动、静脉和头静脉为蒂的皮瓣，放松止血带，止血，待完成受区血管的制备后，即可作皮瓣的游离移植。

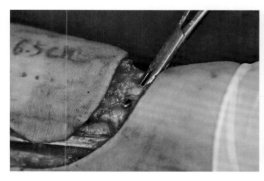

图6-6　结扎桡动静脉远端，沿深筋膜深面
　　　　翻起皮瓣

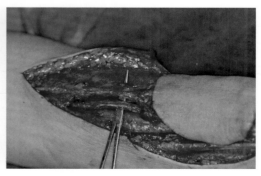

图6-7　解剖血管蒂至所需长度

3.桡神经的浅支（前臂背侧皮神经）为桡神经绕肱骨后面时发出，循外侧肌间隙的后侧穿筋膜到皮下，一直下降到前臂背面外侧部而达腕上部。该神经在前臂远端位置表浅，位于头静脉附近，皮瓣的解剖时应慎防损伤，如果术中不慎损伤，应作神经吻合。

4.供区处理

前臂皮瓣切取后，一般不能直接缝合，需要植皮封闭供区，我们常采用腹部的全厚皮片修复前臂的创面。前臂创面植皮前应作全面彻底的止血并大量抗生素盐水冲洗，以防皮片下方积血而影响皮片的成活，植皮区应适当均匀加压以利于皮片的生长，切忌过分加压而造成皮片的坏死。

5.前臂瓣还可以同时携带1片桡骨而制备成桡骨复合瓣。桡骨的血供来自桡动脉的直接筋膜骨膜支和肌骨膜支，桡骨切取的范围有一定的限制，其最大面积不应超过桡骨断面的40%，其最大长度为10～12 cm，即位于旋前圆肌和肱桡肌附丽之间的长度，但目前已很少采用。

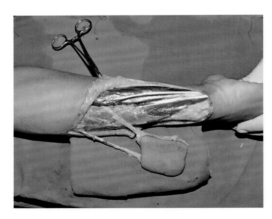

图6-8　完成制备

五、注意事项

1.皮瓣制备过程

（1）防止头静脉损伤　制备时如操作不熟练，锐性分离时将头静脉切破，需对破口进行显微缝合。

（2）避免动脉与皮瓣分离　初学者制备皮瓣时容易将动脉从皮瓣上分离开，特别是制备尺侧皮瓣时更容易发生。进行动脉分离要小心，先解剖动脉远心端的血管蒂，从动脉底部由皮瓣远心端向近心端解剖，将动脉及皮瓣掀起，将动脉保留在皮瓣上。

（3）避免皮瓣出血　皮瓣移植到供区后，由于血流动力学的改变，容易造成出血，在吻合完毕后，应将血压升至基础血压水平，检查皮瓣，仔细结扎细小血管，防止术后血肿。

2. 供区处理

（1）供区适当加压　需要观察甲床毛细血管充盈变化，如加压包扎过紧将影响手臂的血液循环，应根据充盈时间长度调整前臂加压的松紧，术后 10 ~ 12 天拆除加压包扎及缝线，检查肌间沟有无积液，如有积液则用无菌注射器抽去后保持加压 3 ~ 5 天。如皮片愈合不良应加强换药，必要时可局部用促进伤口愈合药物。

（2）减少手部活动　术后 1 周内减少供区手指及腕部的活动幅度，以免影响皮片的存活，但在术后 3 周应加强手腕及手指功能锻炼，避免垂腕。

第二节 股前外侧穿支皮瓣的制备

一、应用解剖

股前外侧穿支皮瓣的概念最早于 1984 年由宋业光等学者首次报道，他们认为该皮瓣由走行于股直肌与股外侧肌之间的间隔穿支血管供养。但之后的解剖学研究及临床研究均表明该皮瓣的大多数供养血管为横行穿过股外侧肌内的肌皮穿支。Koshima 等学者在早期的股前外侧穿支皮瓣的切取中提出肌肉内的穿支血管解剖并不可靠，也并不安全，因此，该皮瓣一度被忽视或被放弃使用。然而，随着显微技术及穿支皮瓣技术的愈发成熟，肌肉内穿支血管解剖已经变得越来越普遍。股前外侧穿支皮瓣也越来越受到重视，并日渐成为穿支皮瓣的一个代表。魏福全等学者为股前外侧穿支皮瓣的推广做了很多创新性工作，使其现已成为一个理想首选皮瓣。随着关于股前外侧穿支皮瓣的解剖学，影像学研究的深入，股前外侧皮瓣易于切取，血管可靠，设计多变，供区隐蔽损伤小的特点越发明显。

1. 肌肉

股前外侧穿支皮瓣主要与大腿外侧的股外侧肌有关。在股前外侧穿支皮瓣切取制备前，对于其穿支血管解剖与变异要有比较深刻的理解和认识。理解其解剖情况后，股前外侧穿支皮瓣可以设计为（股外侧肌）肌皮穿支皮瓣，（阔筋膜）筋膜皮肤穿支皮瓣，脂肪筋膜穿支皮瓣（不带皮肤），甚至筋膜肌肉穿支皮瓣。通过不同穿支血管的解剖，该皮瓣可以进一步扩展为组合皮瓣，即一个血管蒂，两个或多个皮岛，甚至组合股外侧肌，股直肌，阔筋膜张肌肌岛的组合皮瓣。

2. 神经及血管

旋股外侧动脉是股深动脉的第一个分支，它沿途发出升支、横支及降支。股前外侧穿支皮瓣的血供一般由旋股外侧动脉降支供应。降支发出之前，旋股外侧动脉可发出一向下内的升支，支配股直肌。旋股外侧动脉降支一般在股直肌及股外侧肌之间的肌间隔内穿行一段距离后，进入股外侧肌。旋股外侧动脉降支周围一般有两根伴行静脉。动脉直径一般在 2 mm 左右，降支血管蒂长度一般在8 ～ 16 cm 之间（图 6-9）。在旋股外侧动脉降支的血管周围往往会伴行有股外侧神经支配股外侧肌运动，解剖时若与血管关系不密切，可予以游离，若与血管有绕行关系或关系密切，予以血管蒂游离过程中切断后，应予以神经吻合；但若为全层股外侧肌肉切取备用，可予以神经切断，一般不影响大腿运动功能（由其他股四头肌代偿）。

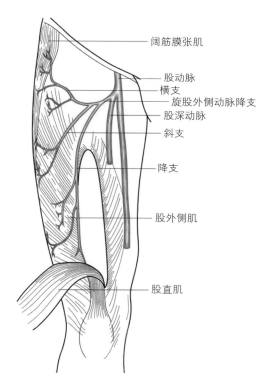

图 6-9　股前外侧穿支皮瓣肌肉、神经，血管示意图

除了常见的旋股外侧动脉降支及横支以外，大约有 34% 的患者在降支发出前后，存在另一个斜支，必要时（管径及长度合适时）也可作为股前外侧穿支皮瓣血管蒂的一个选择。

关于股前外侧皮瓣的穿支血管，根据多项临床及解剖学研究结果显示，

0.89% ~ 5.4% 的患者股前外侧区无合适（>0.4 mm）的穿支血管。对于股前外侧区有合适穿支血管的人群而言，69% ~ 100% 的穿支直接发自于降支，2.6% ~ 14.5% 来源于升支，6% ~ 31% 来源于横支。对于有旋股外侧动脉斜支的患者，14% ~ 43% 的穿支血管来源于该变异的血管分支。

大多数的穿支血管研究认为：股前外侧穿支皮瓣中，9.8% ~ 24% 的穿支血管为间隔皮肤穿支，80% ~ 90% 的穿支血管为肌皮穿支，即大多数穿支血管需肌肉内解剖。关于合适的穿支血管数量，据解剖学统计，大约每一侧的大腿有 1.6 ~ 4.26 个穿支血管。关于穿支血管的定点位置，一般认为大多数（47% ~ 89%）位于髂前上棘与髌骨外侧连线的中点周围 5 cm，以中点近中部位更为多见（图 6-10）。

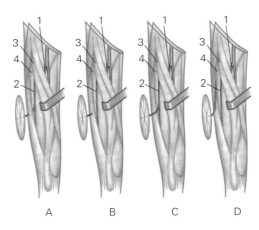

1. LCFA: 旋股外侧动脉　　2. 旋股外侧动脉降支

3. 旋股外侧动脉升支　　4. 旋股外侧动脉横支

图 6-10　股前外侧穿支皮瓣血管变异类型

3. 瓣的制取范围

文献报道，最大可达 35 cm × 15 cm 的皮瓣切取范围，但一般而言，股前外侧穿支皮瓣的供区缺损宽度不超过 8 cm，因为一般切取不超过 8 cm 宽度的话，供区创面可以直接拉拢缝合。当皮瓣切取过程中，如果损伤了股外侧皮神经，可能导致供区皮肤（大腿外侧皮肤）感觉减弱或麻木，但一般对大腿的功能无太多影响。

对于超过 8 cm 宽度的供区缺损，一般需要转移局部皮瓣，或利用游离皮片修复。术后供区功能可能受一定限制。若组织张力过大，切记不可强行关闭供区创面，容易引起术后间室综合征，导致大腿供区股四头肌等肌肉坏死等严重并发症。

对于支配股直肌的血管分支，尽量应该保留，部分病例报道称结扎血管蒂过于靠近股深动脉，尤其是结扎了股直肌血管分支后，导致了股直肌的部分坏死，需要引起注意。

二、临床适应证和优缺点

1. 手术前准备

由于之前所描述的股前外侧血管解剖及穿支血管的变异情况，术前检测，明确血管，尤其是穿支血管的情况显得尤为重要。术前采用彩色多普勒超声检查或CTA 的检查方法，能够了解穿支血管的位置，血流情况，穿支血管管径，旋股外侧动脉的血管情况。通过术前检查，更能有的放矢地进行皮瓣设计及切取，也是皮瓣成功的关键环节之一。

2. 适应证及优缺点

随着游离皮瓣修复技术的广泛运用，股前外侧穿支皮瓣的适应证正在不断扩大。对于颌面头颈部缺损而言，由于股前外侧穿支皮瓣可以允许颈部及腿部上下两组同时进行手术，同时皮瓣体积量充足，供区损伤小的优势，使得股前外侧穿支皮瓣已经成为头颈部缺损修复中的主力军。

对于咽喉部位的环形缺损，股前外侧穿支皮瓣是非常好的一个修复选择，它既能够消灭无效腔，也能够保护周围重要的血管。尤其是对于全喉切除，以及晚期的下咽或声门上癌切除后，需大量组织体积修复的患者，股前外侧穿支皮瓣能提供足够的组织量进行充填。

对于口腔颌面部缺损，尤其是跨多个解剖区的大面积缺损，股前外侧皮瓣能够提供充足的组织量；对于类似下颌骨节断性缺损的软组织修复，全舌，上颌骨及颊黏膜软组织的复杂缺损，全腮腺，皮肤及下颌骨升支切除的缺损，股前外侧能重构近似的组织量，血管蒂长度能够达到颈部，修复术后口腔功能相对较好，是口腔颌面部缺损修复的较好选择。对于累计口唇的组织缺损，股前外侧皮瓣切取得同时，能够一并切取阔筋膜组织用于口唇的悬吊，防止术后唇的下坠。

对于接近或直接暴露颅底的缺损，股前外侧穿支皮瓣，通过联合股外侧肌等复合皮瓣设计，能提供较好的组织覆盖，防止或减少术后感染，脑脊液漏等严重并发症。

但对于中等或偏小的组织缺损，股前外侧穿支皮瓣组织有时显得体积较厚，尤其是对于女性，部分患者皮下脂肪量大，修复单纯前颊部洞穿性缺损，半舌，咽旁磨牙后区（下颌骨仅仅边缘性切除而非节段性切除后）的缺损，可能会造成较为过于臃肿的受区术后形态（尤其是肥胖等 BMI 较高的患者），部分影响修复后功能，还需二期修整，其组织修复的优势相对于前臂等较薄的皮瓣并不明显，当然很多学者也提出股前外侧皮瓣修薄技术，或不带皮肤及皮下脂肪的阔筋膜肌瓣等，来改善该皮瓣组织臃肿的缺陷。

对于下肢血管病变，尤其是有深静脉血栓病史，下肢静脉曲张手术病史；或者有下肢血管支架病史的患者，采用股前外侧皮瓣都是相对禁忌的。

三、皮瓣的设计（手术方法）

1. 麻醉与体位

采用全麻。平仰卧位，术侧臀部用软硅胶臀垫垫高 30°，便于显露股外侧区及手术操作。

2. 皮瓣设计

在髂前上棘外缘设 A 点，髌骨外上缘设 B 点，两点间作一连线，该连线基本代表股直肌及股外侧肌间的肌间隔的体表投影。穿支定点基本就在这条连线上或稍偏连线的外侧。该连线中点为 O 点，即为大多数血管穿支的浅出点。然后，以中点为圆心，5 cm 为半径，画圆，另两个可能的穿支浅出点基本在这个圆范围内。以腹股沟韧带中点为 E 点，OE 连线相当于旋股外动脉降支的体表投影。该皮瓣以旋股外动脉降支的浅出点为轴点，以 AB 连线为轴线向下设计皮瓣，用尺测量所修复缺损的面积，沿着上述点和线画出椭圆形皮瓣标记线，皮瓣最长径小于 8～9 cm 的，至少应设计时包括一个穿支点以上；最长径大于 8～9 cm 的皮瓣，应当设计时至少包括 2 个穿支以上。（方法 O 点为圆心，O 点两侧 5 cm 的范围内用多普勒血流探测仪探测穿支搏动点。皮瓣的长轴线与 AB 线平行，如皮瓣较大，可设计得较靠外侧一些。）

3. 皮瓣制备步骤

（1）首先沿着皮瓣设计得内侧缘切开皮肤，皮下，阔筋膜。在股直肌表面，进行钝性分离，在这一层次，股直肌与阔筋膜分开较容易，组织贴合并不十分紧密。在皮瓣切取开始时要注意早期找到股直肌的位置和层次，并结扎股直肌肉表面与皮肤相接的穿支（股直肌的穿支），而在股直肌与股外侧肌分界之后的穿支，即股前外侧的穿支，应当予以识别并保留。关于股直肌与股外侧肌的鉴别，主要关注其肌纤维走行方向，若走行方向为内上至外下，该肌肉为股直肌；若走行方向为外上至内下，则为股外侧肌。

（2）当肌间隔被找到后，大多数肌间隔穿支血管都在这一间隔内，大多数的肌皮穿支血管也在这一肌间隔的外侧2～3 cm范围之内。找到这些穿支血管后，应当首先辨识穿支血管的管径（>0.5 mm），质量与搏动情况是否良好。当找到良好的穿支血管后，下一步就是沿着股直肌一侧的肌膜，打开股直肌与股外侧肌的肌间隔，向深面寻找旋股外侧动脉的降支。在这一过程中，笔者多采用由中点或稍远端的肌间隔开始操作，由远及近的方法（远端相对较安全），暴露肌间隔内的降支血管蒂。当找到降支血管蒂后，若不切取股直肌肌岛，应当结扎去除由降支发出至股直肌的穿支血管。完全暴露降支血管蒂部后，有时可发现旋股外侧动脉的斜支，此时应当观察降支与斜支的走行，管径及搏动情况，初步判断哪个血管更适合用于颌面头颈部缺损的供受区血管吻合，并予以保留，待穿支血管完全解剖后，再决定是否斜支能否予以携带或结扎去除。

（3）显露降支血管蒂部后，开始由穿支血管向降支主干的逆行解剖。对于间隔穿支而言，解剖较为简单，一般主要是保留穿支到皮肤主干，去除穿支血管周围小分支即可。对于大多数的股前外侧皮瓣的穿支血管（肌皮穿支）而言，在肌肉内解剖是必不可少的一步。应当首先沿着穿支血管走行，去除表面的（近间隔面）肌肉覆盖，并小心地找到穿支进入降支（或斜支）的主干位置，周围的小分支可予以结扎去除。沿着最远端穿支进入降支主干的远端2～3 cm处，结扎降支的远端。在穿支解剖过程中，可以间歇性地喷涂少量利多卡因组织，减少穿支痉挛。

（4）当穿支血管全长解剖完毕后，直接将皮瓣的皮肤外侧缘切开，形成皮岛，沿着阔筋膜深面，股外侧肌浅面，游离皮瓣（皮岛），在此过程中，注意不能误伤穿支血管的外侧面（近肌肉面）。在肌肉内，再次解剖穿支近肌肉面，保留穿支血管周围大约 1 cm 的肌袖组织。

（5）在穿支解剖完毕后，注意观察穿支汇入降支的位置，沿着降支，由远中向近中解剖血管蒂，若需要携带部分股外侧肌肉需要，可以沿着血管蒂周围，携带部分肌肉组织，若需携带肌肉，有时需要切断股外侧皮神经的一部分。解剖血管蒂过程中，若血管蒂长度较短，可结扎横支，至旋股外侧动脉总干，血管蒂长度可延长 3 ~ 5 cm。

（6）皮瓣血管断蒂以后，将皮瓣首先缝合固定数针（不必完全缝合），尤其是带肌肉岛的复合股前外侧穿支皮瓣，需要将肌肉及皮岛初步固定位置（以免血管穿支扭转）后，再吻合供受区血管。

4. 皮瓣设计与手术图

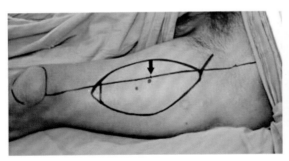

图 6-11　穿支体表投影及术前超声或 CTA 定点

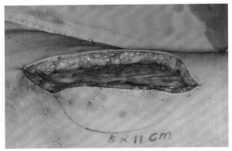

图 6-12　切开皮瓣设计得内侧缘至阔筋膜深面或浅面，寻找穿支

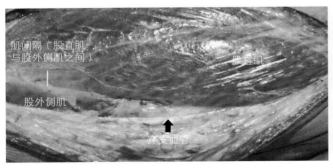

图 6-13　找到穿支，股外侧肌及股直肌后（间隔穿支类型 15% ~ 17%）

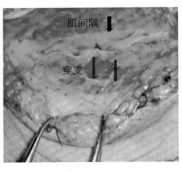

图 6-14　找到穿支，股外侧肌及股直肌后（肌穿支类型 80% ~ 82%）

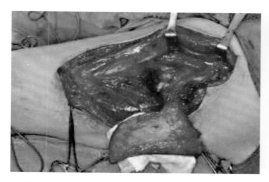

图 6-15　仔细解剖穿支血管至血管蒂显露
（此例携带部分肌肉）

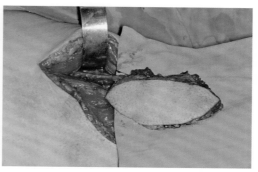

图 6-16　股前外侧穿支皮瓣（一蒂一岛）

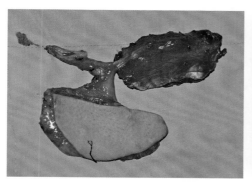

图 6-17　股前外侧穿支皮瓣（一蒂双岛）

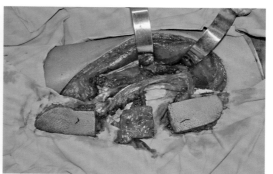

图 6-18　股前外侧穿支皮瓣（一蒂三岛）

5. 注意事项

一般而言，股前外侧穿支皮瓣的供区缺损宽度不超过 8 cm 的话，可以直接拉拢缝合。当皮瓣切取过程中，如果损伤了股外侧皮神经，可能导致供区皮肤（大腿外侧皮肤）感觉减弱或麻木，但一般对大腿的功能无太多影响。

对于超过 8 cm 宽度的供区缺损，一般需要转移局部皮瓣，或利用游离皮片修复。术后供区功能可能受一定限制。若组织张力过大，切记不可强行关闭供区创面，容易引起术后间室综合征，导致大腿供区股四头肌等肌肉坏死等严重并发症。

对于支配股直肌的血管分支，尽量应该保留，部分病例报道称结扎血管蒂过于靠近股深动脉，尤其是结扎了股直肌血管分支后，导致了股直肌的部分坏死，需要引起注意。

第三节　背阔肌／胸背动脉皮瓣制备

1906 年，Tansini 首先报道将背阔肌皮瓣应用于乳房切除术后广泛组织缺损的修复。时隔 70 年，Olivari 于 1976 年再次报道了应用背阔肌皮瓣修复胸壁巨大放射性溃疡的病例。1978 年 Boswick 继承并发展了 Olivari 的想法，应用背阔肌岛状皮瓣进行乳房重建。同年，Quillen 报道了带血管蒂的岛状背阔肌皮瓣在头颈肿瘤切除术后组织缺损一期修复中的临床应用。随着显微外科的发展，背阔肌皮瓣进一步成为修复头颈部组织缺损的常见游离织瓣。

背阔肌是人体最大的阔肌，其皮瓣最大可达 20 cm × 35 cm。无论是带蒂转移还是游离移植，背阔肌皮瓣都是重建外科中最常应用的皮瓣之一，其血管蒂长且可靠，管径粗，且具有明显的体积优势，可适用于多种用途。该皮瓣可制成肌瓣、肌皮瓣、骨肌皮瓣及管状血管瓣等，同时他还能与肩胛下血管系统为蒂的各种皮瓣形成多种组合。从而达到单一血管为蒂的多个皮瓣同时修复多个缺损的效果，因此该皮瓣可应用于全身各类缺损的修复和重建，已经成为近几十年来重建外科领域最出色的皮瓣之一。

穿支皮瓣为解决背阔肌皮瓣过于臃肿的问题开创了一种全新的方式。Taylor 和 Palmer 等人根据解剖研究，在人体发现了超过 370 根口径大于 0.5 mm 的皮肤穿支血管，其中有 5 ~ 9 根位于背阔肌区域。但是，没有这些穿支血管进一步确切的位置及发出点。1995 年，Angrigiani 等首次提出了背阔肌穿支原则，并报道了背阔肌穿支皮瓣，称为"不含背阔肌的背阔肌皮瓣"，随后有学者将这一皮瓣称为"薄型背阔肌穿支皮瓣"，2003 年，Heitmann 首次将该皮瓣命名为胸背动脉穿支皮瓣（thoracodorsal arterial perforator flap，TDAP）皮瓣的皮岛必须位于背阔肌游离端的中央或内侧缘，由胸背动脉穿过背阔肌的一个肌皮分支供血，可不包含背阔肌成分。

一、应用解剖

背阔肌是人体最大的阔肌，是胸大肌的镜像，位于胸背部和腋部，呈三角形。其腱膜起源广泛，起自下 6 个胸椎和全部腰椎、骶椎的棘突、棘上韧带，髂嵴后外缘以及 8 ~ 10 肋骨前侧，肌纤维斜向外上，止于肱骨结节间沟。背阔肌还覆盖了部分脊旁肌和大部分前锯肌。

背阔肌为多源性血供，有 1 条优势血管蒂（胸背动、静脉）和次要的来自肋间后动脉穿支的血供。

胸背动脉来自于肩胛下动脉（罕见直接起于腋动脉者）主要供应背阔肌前 2/3。肩胛下动脉起自腋动脉第三段并在其下方 2 ~ 3 cm 处分出旋肩胛动脉，主干延续为胸背动脉。前者穿过肩胛骨侧缘走行，后者越过大圆肌，穿过腋窝，沿背阔肌前缘深面和前锯肌之间的疏松结缔组织间隙下行，于背阔肌上中 1/3 交界处进入该肌深面，并通过肌肉穿支经筋膜供应背阔肌表面皮肤。胸背动脉在进入背阔肌之前可发出分支进入前锯肌（75%），进入背阔肌后再肌膜下分为内、外两支，这是背阔肌双叶瓣制备的解剖学依据。外支于肌的前缘平行，向下；内支与肌上缘平行，横行向后。胸背动脉的外侧支为优势分支，发出的分支一般在 2 ~ 3 支，平均 1.8 支。第一个穿支斜行发出（直径 0.4 ~ 0.6 mm），穿过肌肉组织到皮下组织，位于腋后襞下 8 cm，背阔肌外侧缘内侧 2 ~ 3 cm 处。第二穿支（直径 0.2 ~ 0.5 mm）一般出现在第一穿支起源处远端的 2 ~ 4 cm 处。第三穿支较少出现。胸背动脉内侧支的穿支在 1 ~ 3 支，平均 1.9 支。

背阔肌后 1/3 血供来自于纵行排列的肋间后动脉穿支节段性营养供应（图 6-19）。离后正中线 5 ~ 10 cm 处，即胸背筋膜止点外侧。第 9 ~ 11 肋间动脉后穿支进入背阔肌。结扎胸背动脉，以这些穿支为蒂，可形成逆行背阔肌皮瓣。

胸背动脉外径 2 ~ 4 mm，通常有 1 条胸背静脉与其伴行，胸背静脉外径 2 ~ 5 mm，向上汇入肩胛下静脉，若有 2 支静脉伴行，则在接近肩胛下静脉时合为 1 支。同时穿支动脉的伴行静脉可提供次要的静脉回流。

肌肉的运动神经来自于臂丛后束发出的胸背神经，伴行于血管蒂的后外侧，与营养血管一起进入肌肉，分成外侧支和内侧支。由于神经与胸背血管束紧密伴行，掀起皮瓣时往往被离断。临床上可切取神经行神经吻合后重建骨肌肉功能。

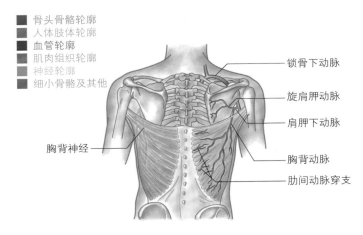

骨头骨骼轮廓
人体肢体轮廓
血管轮廓
肌肉组织轮廓
神经轮廓
细小骨骼及其他

锁骨下动脉

旋肩胛动脉

肩胛下动脉

胸背动脉

肋间动脉穿支

胸背神经

图 6-19　背阔肌血供图

二、优缺点及适应证

1. 背阔肌皮瓣优点

（1）具有可靠的胸背动脉和肩胛下动脉的血供基础，分离简易、快速且安全。

（2）因其具有较长的血管蒂，使得该皮瓣适合在远离缺损部分吻合血管；较粗的血管口径使得该皮瓣非常适合进行显微吻合手术。

（3）该皮瓣是全身可切曲的最大独立皮瓣，可以设计成大部分临床所需要的形状，非常适合修复大面积缺损，可提供足够的组织量，在修复形体缺损也具有优势。存活力强、皮瓣体积大是该皮瓣最大的优点。

（4）带蒂背阔肌皮瓣可用来修复头、颈及肩部的巨大缺损，适用范围广泛。

（5）胸背动脉穿支皮瓣还有如下优点：术后患者恢复较快，可大大缩短住院时间；皮瓣血供可靠；皮瓣柔软易塑性，与口腔颌面部组织匹配度好；因其为仅包含皮肤和浅筋膜的轴型皮瓣，可以避免术后供区严重的塌陷畸形以及相关背肌损伤的风险。

2. 背阔肌皮瓣缺点

（1）该皮瓣组织量大，尤其是肌皮瓣较为臃肿，需要修剪肌肉，虽然术后肌肉组织有一定程度的萎缩，但肌皮瓣的皮岛仍然较为臃肿，往往需要二次手术修薄皮瓣和修整外形以达到更好的美观效果。

（2）切除背阔肌后平均约有7%的患者出现肩部及手臂的功能缺陷，如背阔肌切除会影响手臂"后推"动作（滑雪动作），即手臂将身体向前推。此外，下身瘫痪的患者中行背阔肌切除后会削弱上肢功能，影响拄拐行走或者从床转移至轮椅等动作，小儿麻痹或者其他神经肌肉疾病或者中，术后可能影响骨盆的稳定。

（3）供区疼痛和血清肿是常见并发症，多数症状会随时间推移而缓解，偶见长期存在者。

3. 适应证

（1）修复颅颌面恶性肿瘤根治后的组织缺损。

（2）修复创伤所致的软组织凹陷性缺损。

（3）修复烧伤引起的面颈部瘢痕挛缩畸形。

（4）修复其他部位的组织缺损，如四肢、躯干组织缺损的修复；乳房重建；颜面部半侧萎缩症，头皮和颅骨缺损、慢性放射性溃疡或者骨坏死等。

三、皮瓣设计（图 6-20）

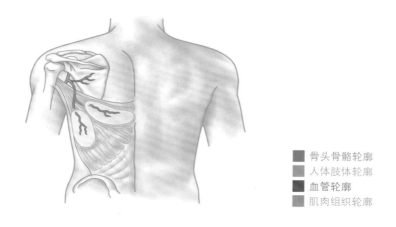

骨头骨骼轮廓
人体肢体轮廓
血管轮廓
肌肉组织轮廓

图 6-20　背阔肌及胸背动脉穿支皮瓣设计示意图

四、皮瓣制备步骤

术前明确标记背阔肌前缘，这个解剖标志可在患者将手放在臀部时明显触及。肌肉前界和肩胛下角可作为皮瓣边界。标记髂嵴中点至腋窝后皱襞连线，此连线上标记腋窝下 10 ~ 12 cm 处即为血管蒂进入背阔肌的标志点。根据缺损形态大小设计皮岛的形状、位置，在皮肤表明标记皮岛的边界，若为洞穿型缺损，则可设计成双叶皮岛背阔肌皮瓣，或与肩甲皮瓣联合修复。设计皮岛时应包含尽可能多的穿支血管；设计小皮岛可借用多普勒来帮忙定位，因为这类皮瓣必须包含至少1根皮肤血管来营养皮岛。切口线应包括胸背动脉血管蒂解剖和瓣的皮岛周界两部分。

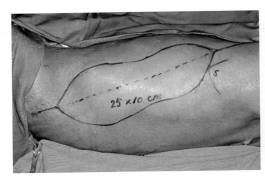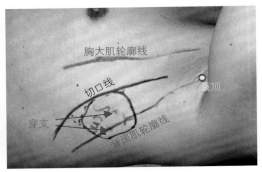

图 6-21　背阔肌皮瓣设计（左侧为背阔肌；右侧为胸背动脉穿支皮瓣）

1. 切开显露血管蒂：先按照蒂部设计线自腋窝后缘沿背阔肌外侧缘中份斜行切开皮肤和皮下，于皮下向切口两侧剥离，显露背阔肌外缘，其深面为前锯肌，找到背阔肌和前锯肌之间的疏松结缔组织间隙，钝性分离以扩大间隙。在肩胛下角平面距背阔肌外缘 2 ~ 3 cm 处的背阔肌深面可扪及胸背动脉搏动，可直视下分离出胸背神经血管束，直至其进入背阔肌。并结扎其胸背动脉的前锯肌分支和与胸外侧动脉的交通支，沿途小分支应结扎或者电凝止血。若需延伸血管蒂，可结扎旋肩胛动脉，在肩胛下血管起始处截取血管蒂。

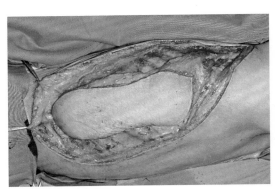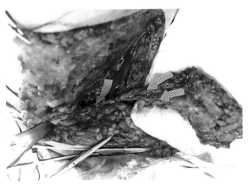

图 6-22　切开皮肤皮下、暴露血管蒂（左为背阔肌皮瓣，右为胸背动脉穿支皮瓣）

2. 当血管蒂暴露后，沿设计的皮岛轮廓切开皮肤，从前锯肌向前掀起皮瓣，直至背阔肌腹侧缘。钝性分离前锯肌与背阔肌之间的疏松结缔组织，在切口线外约 1 cm 处离断背阔肌，此时可将皮岛边缘与背阔肌缝合固定数针，以使皮岛不发生移位。掀起肌皮瓣远端，结扎肋间和腰血管的穿支及交通支，然后在肌皮瓣外侧，以胸背动脉为轴心切取与瓣宽度一致的肌蒂。此时肌皮瓣制备完成，仅与胸背神经血管束相连。值得注意的是，此时血管束与胸背神经并未完整分离，而保留功能的皮瓣切取技术对于医生来说更具挑战，这种情况下，胸背神经与血管束必须完好分离，皮瓣的组成需既包含血管蒂又包含神经分支。

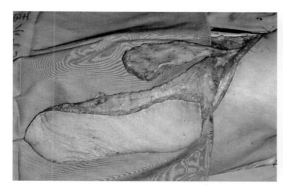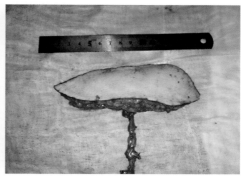

图 6-23　切取皮瓣（左为背阔肌皮瓣，右为胸背动脉穿支皮瓣）

3. 供区的关闭及处理：对于标准设计的皮瓣，缺损在 6 ~ 8 cm 内一般行前行分离后可自行关闭且由于供区发生血清肿的概率较高，需留置至少两处引流。若是供区创面大于 10 cm 可行游离植皮术。

五、注意事项

1. 由于这类皮瓣必须包含至少 1 根皮肤血管来营养皮岛，设计皮岛时应包含尽可能多的穿支血管，可借用彩色超声多普勒定位，了解供区和受区的血管走行。

2. 胸背动脉的肌皮穿支一般较小，与制备其他肌皮瓣一样，应特别注意肌肉穿支的保护。如果穿支损伤严重，皮岛血供不足，将倒还皮瓣部分乃至全部坏死。

3. 切取背阔肌皮瓣时，肌肉部分应与表面皮岛边缘形状大小一致，以保护更多的肌肉皮肤穿支血管。

4.由于肌肉和肋骨之间的血供关系非常薄弱，要注意防止肌肉损伤与肋骨分离。

5.在切取骨肌皮瓣时，如果需要切取部分肩胛骨应同时携带旋肩胛动脉，以保证骨瓣血供，在结扎肩胛骨分支的时候，切忌误结扎了营养肌肉的第二分支血管。

6.设计失误、术中操作不当、术后护理不良都有可能导致行常规肌瓣手术发生的所有并发症。

第四节　胸大肌皮瓣的制备

1947年，Pickerel报道使用胸大肌作为转移瓣以来，其已被用于各类胸壁缺损的修复，Sisson等人使用胸大肌瓣用于保护因全喉切除术后造瘘口复发而进行纵隔清扫后的大血管和无效腔清除。

直到20世纪70年代后期，Ariyan等人才逐渐发现胸大肌带蒂皮瓣在头颈部缺损中的修复潜力。该发现意义重大，因为通过该方法，使得可以通过一期手术转移大量且具有良好血供的软组织用于修复头颈部甚至颅底区域的缺损。另外由于胸大肌皮瓣血供稳定，可以通过将中间部分皮肤切开制备2个皮岛，从而修复内外的缺损。

胸大肌皮瓣的重建技术对于头颈外科手术的重大意义立刻得到了业界的认同，并迅速取代了许多既往的重建方法。不同医疗中心的大量病例报告均证实了胸大肌组织瓣具有高度可靠性，解剖较稳定，适用范围广泛且制备容易。迄今为止，虽然已有各类游离组织瓣的技术和重建方法，胸大肌皮瓣仍不失为头颈外科重要的重建技术之一。

一、应用解剖

胸大肌位于胸廓的前上部，为扇形阔肌，起点范围大，可分为三部：锁骨部、胸肋部和腹部，即锁骨内端1～6胸肋部和腹直肌鞘前叶，止于肱骨大结节嵴并分为前后二层。主要供血血管：① 三角肌支，为胸肩峰动脉的直接延续，在进入三角肌前先分出肩峰支和在三角胸大肌间沟内发出三角肌支至胸大肌上部；② 上胸肌支，由胸肩峰动脉发出后，在胸小肌平面上至胸肌；③ 下胸肌支，来自胸肩峰动脉的下胸肌支或腋动脉的下胸肌支，经胸小肌深面至胸大肌也称为胸外侧动脉支。静脉和动脉伴行略粗于动脉，同一支动脉往往伴有2条静脉。

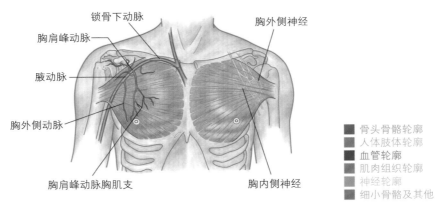

图 6-24　胸大肌血管及神经支配

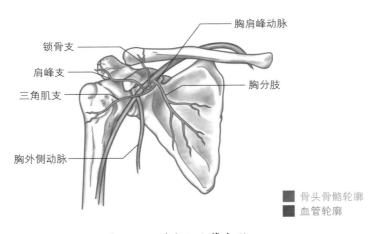

图 6-25　胸大肌血管走形

　　胸大肌的神经，由胸前神经支配，胸外侧神经支配胸大肌锁骨部，胸内侧神经穿过胸小肌支配胸大肌的胸肋部和腹部。（图 6-24 和图 6-25）

二、优缺点和适应证

　　Ariyan 曾经称胸大肌皮瓣为万能肌皮瓣，主要是由于胸大肌皮瓣有如下优点：

1. 血供丰富，血管粗大。

2. 组织量丰富，适应证广。

3. 转移瓣可一期完成，供区可予以一期关闭。

4. 仰卧位即可方便制备组织瓣，可允许两组手术人员同时进行，缩短时间。

适应证：胸大肌皮瓣由于组织量较大，具有丰富的肌肉组织，对于颌面部广泛缺损可起到良好的充填作用。同时对于术后需要放疗的患者，胸大肌皮瓣可以良好地覆盖颈动脉，对颈动脉起到一定的保护作用。

对于颌面部洞穿性缺损，胸大肌也可采用双皮岛方法予以修复。但对于前颊洞穿性缺损，由于胸大肌折叠后过分臃肿，并不适合采用胸大肌皮瓣修复。

在各类游离组织瓣重建修复技术成熟的时代，胸大肌可作为头颈部缺损的备选方案。对于头颈部放疗或多次术后患者，受区无可靠血管时，胸大肌皮瓣可作为可靠的修复方式。

三、皮瓣设计

作肩峰至剑突连线为 AB，以锁骨中点为 C 点至 AB 线垂线交点为 D 点，那么 CDB 为胸肩峰动脉体表走行。（图 6-26）

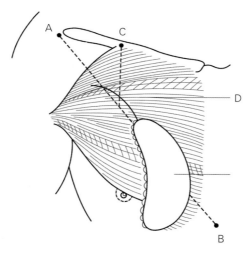

图 6-26　胸肩峰动脉体表走行示意图

四、皮瓣制备步骤

1. 以胸骨柄中点为圆心，锁骨中点为半径作弧线即为胸肩峰动脉体表投影。设计好皮瓣后，即可做切口，并翻起此瓣。先做此瓣外侧切口，切开皮肤、皮下和深筋膜浅层。在外侧切口的下部分，切口常与胸大肌肌纤维平行，上部分则与胸大肌肌纤维交叉。在切口下部分，以止血钳或剪刀沿胸大肌纤维的方向分离胸大肌，以达到胸大肌全层厚度的深度。此时应记住在第5肋骨及以上，在胸大肌深面有胸小肌，胸小肌起于肋骨与肋软骨的交界处，第5肋骨以下即无胸小肌。

2. 在胸小肌的表面切开深筋膜深层。在无胸小肌的部分，则从肋软骨切起胸大肌的附着。用手指将胸大肌连同下面的深筋膜深层从胸小肌表面剥起，并拉向内侧。此时，应在胸大肌的深面寻找供应胸大肌的神经血管束。此血管束位于胸大肌和深筋膜之间，透过筋膜可看到此束或带有紫色的静脉，也可扪出动脉的搏动。在以下操作中，始终保护此神经血管束，直到锁骨下缘。不必拨开覆盖神经血管束的筋膜，以免损伤血管，保留血管束的筋膜和动脉外膜，也可减少肌皮瓣向上转移时血管承受的张力。当翻开胸大肌寻找其深面的神经血管束时，必须注意神经血管束可能被拉移位，应当尽量避免损伤此血管神经束。

3. 继续切开肌皮瓣的下缘和内侧，向上翻起。在胸部的上部分，胸大肌的肌纤维呈横行，应在神经血管束的内侧切断肌纤维，并从锁骨上剥离胸大肌锁骨的附着，在神经血管束的外侧，也需切断胸大肌较厚的纤维。胸大肌肌皮瓣的蒂部一般不带有皮肤，此蒂越过锁骨表面，潜行经过颈淋巴清扫术的颈部皮瓣下，利用肌皮瓣的远端部位修复缺损。越过锁骨的蒂部，不必带有胸大肌纤维或少带胸大肌纤维，否则该处过分隆起。也可将该处锁骨前部的骨质用骨凿凿去一层。

4. 将肌皮瓣分层缝于受瓣区。缝合颈部伤口，加用可靠的负压引流。潜行分离缝合胸部创面，避免肌皮瓣张力，尤其应当避免蒂部血管神经束的张力。胸大肌肌皮瓣也可携带肋骨，成为骨肌皮瓣。胸大肌皮瓣也可作游离移植，以肩峰动脉为吻合血管。

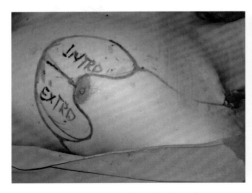

图6-27　胸大肌皮瓣设计

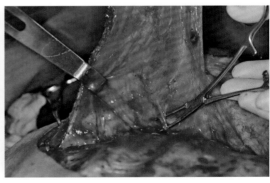

图6-28　解剖血管蒂

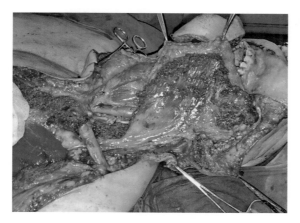

图 6-29　胸大肌皮瓣制备完成

五、注意事项

1. 女性胸大肌皮瓣设计，要注意乳腺，尤其是乳房下垂严重的患者，注意皮肤和胸大肌面脱离，必要时改为背阔肌等皮瓣修复。

2. 胸大肌皮瓣带蒂移植时可穿锁骨下，此时要注意切开锁骨骨膜时骨膜出血和损伤锁骨下动静脉，止血完善，避免术后血肿压迫血管蒂。

3. 胸大肌皮瓣在制备中需注意皮肤和肌肉的关系，肌肉和血管走向的关系，必要时暂时将皮肤周缘固定于胸大肌缘上，而血管走向是皮瓣设计的关键，胸大肌肌皮瓣需带肋骨时注意肌膜的肋骨附着，必要时用缝线固定，取肋骨时将肋骨内侧骨膜留在原位，并注意胸膜损伤。

参考文献

1. Mühlbauer W, Olbrisch RR, Herndl E, Stock W (1981) Die Behandlung der Halskontraktur nach Verbrennung mit dem freien Unterarmlappen. Chirurg 52:635.

2. Mühlbauer W,Herndl E, Stock W (1982) The forearm flap. Plast Reconstr Surg 70:336.

3. Soutar DS, Schelier L, Tanner N,McGregor I (1983) The radial forearm flap: a versatile method for intraoral reconstruction. Br J Plast Surg 36:1.

4. Soutar DS,Tanner SB (1984) The radial forearm flap in the management of soft tissue injuries of the hand. Br J Plast Surg 37:18.

5. Soutar DS, McGregor IA (1986) The radial forearm flap for intraoral reconstruction: the

experience of 60 consecutive cases. Plast Reconstr Surg 78:1.

6. Soutar DS, Widdowson WP (1986) Immediate reconstruction of the mandible using a vascularized segment of the radius. Head Neck Surg 39:176.

7. Chen HC,Ganos DL,Coessens BC,Kyutoku S,Noordhoff S (1992) Free forearm flap for closure of difficult oronasal fistulas in cleft palate patients. Plast Reconstr Surg 90:757.

8. Hayashi A,Maruyama Y (1989) The "reduced" latissimus dorsi musculocutaneous flap. Plast Reconstr Surg 84:290.

9. Urken ML. Composite free flaps in oromandibular reconstruction;review of the literature. Arch Otolaryngol Head Neck Surg, 1991,117:724.

10. Wei FC, Jain V, Celik N, et al. Have we found an ideal soft-tissue flap? An experience with 672 anterolateral thigh flaps. Plast Reconstr Surg 2002; 109: 2219–2226; discussion 2227–2230.

11. KimataY,Uchiyama K, Ebihara S,et al. Versatility of the free anterolateralthigh flap for reconstruction of head and neck defects. Arch Otolaryngol Head Neck Surg.1997;123:1325–1331.

12. Knott PD, Seth R, Waters HH, et al. Short-term donor site morbidity: a comparison of the anterolateral thigh and radial forearm fasciocutaneous free flaps. Head Neck 2016; 38(Suppl 1): E945 – E948.

13. ChenYC, Scaglioni MF, Carrillo Jimenez LE, et al. Suprafascial anterolateral thigh flap harvest: a better way to minimize donor-site morbidity in head and neck reconstruction. Plast Reconstr Surg 2016;138: 689–698.

14. Lamaris GA, Knackstedt R, Couto RA, et al. The anterolateral thigh flap as the flap of choice for scalp reconstruction. J Craniofac Surg. 2017; 28:472–476.

15. Coelho R, Ekberg T, Svensson M, et al. Reconstruction of late esophagus perforation after anterior cervical spine fusion with an adipofascial anterolateral thigh free flap: a case report. Microsurgery 2017. [Epub ahead of print]

16. Xu ZF, Duan WY, Tan XX, Sun CF. Reconstruction of complex total parotidectomy defect with a chimeric anterolateral thigh perforator flap and vascularized motor branch of femoral nerve grafting. J Oral Maxillofac Surg 2015; 73:2448; e2441–2447.

17. Chong LSH,Tjahjono R,Eviston TJ,Clark JR.Dual chimeric innervated vastus lateralis free flap for single stage blink and midface reanimation. Head Neck 2017. [Epub ahead of print]

18. Chong LS, Eviston TJ, Ashford B, et al.Single innervated segmented vastus lateralis for midfacial reanimation during radical parotidectomy. Head Neck. 2017; 39:602–604.

19. An excellent study that describes the technical details of harvesting chimeric ALT with innervated vastus lateralis for reconstruction of radical parotidectomy defects.

20. Tursun R, Marwan H, Green JM 3rd, et al. Combined anterolateral thigh and tensor

fasciae latae flaps: an option for reconstruction of large head and neck defects. J Oral Maxillofac Surg 2016. [Epub ahead of print]

21. Ozkan O, Ozkan O, Derin AT, et al. True functional reconstruction of total or subtotal glossectomy defects using a chimeric anterolateral thigh flap with both sensorial and motor innervation. Ann Plast Surg 2015; 74:557–564.

22. Hallock GG. Further clarification of the nomenclature for compound flaps. Plast Reconstr Surg 2006; 117:151e – 160e.

23. 钟世镇，徐达传，丁自海．显微外科临床解剖学 [M]．济南：山东科学技术出版社，2000:52–53.

24. Fu-Chan Wei, Samir Mardini.Flaps and reconstructive surgery[M].Philadelphia Saunders Elsevier. 2011: 262-274.

25. Olivari N. The latissimus flap[J]. Br J Plast Surg, 1976, 29(2): 126-128.

26. Quillen C G, Shearin J C Jr, Georgiade N G. Use of the latissimus dorsi myocutaneous island flap for reconstruction in the head and neck area: case report[J].Plast Reconstr Surg.1978,62(1):113-117.

27. 魏福昌．皮瓣与重建外科 [M].孙家明，译．北京：人民卫生出版社,2011:247–262.

28. 董茂龙，朱雄翔，胡大海，等．背阔肌游离皮瓣修复面颈部瘢痕挛缩畸形 [J]．中国美容医学,2008,17(12):1723–1726.

29. Koshima I, Fukuda H, Yamamoto H, et al. Free anterolateral thigh flaps for reconstruction of head and neck defects[J]. Plast Reconstr Surg, 1993, 92(3): 421-430.

30. Wei F C, Jain V, Celik N, et al. Have we found an ideal soft-tissue flap? An experience with 672 anterolateral thigh flaps[J]. Plast Reconstr Surg, 2002, 109(7): 2219-2230.

31. 钟世镇．口腔颌面外科临床解剖学【M】．济南：山东科学技术出版社,2011.

32. Angrigianni C, Grilli D, Siebert Jaltissimus dorsi musculocutanus flap without muscle[J] Plast Reconstr Surg.1995;96:1608-1614.

33. 张志愿，张陈平，孙坚等头颈肿瘤和创伤缺损修复外科学 [M].浙江，浙江科学技术出版社,2014.

34. 周树夏．口腔颌面外科手术学【M】．北京，人民军医出版社．

35. Angrigiani C,Grilli D,Siebert J.Latissimus dorsi musculocutaneous flap without muscle[J]. Plast Reconstr Surg, 1995, 96(7): 1608-1614.

36. 张志愿，张陈平，孙坚等头颈肿瘤和创伤缺损修复外科学 [M].浙江，浙江科学技术出版社，2014.

37. Chiu D, Sherman J,Edgerton B (1984) Coverage of the calvarium with a free parascapular flap. Ann Plast Surg 12:60.

38. Coghlan B, Townsend P (1993) The morbidity of the free vascularized fibula flap. Br J

Plast Surg 46:466.

39. Ariyan S. The pectoralis major myocutaneous flap. A versatile flap for reconstruction in the head and neck. Plast Reconstr Surg, 1979,63:73.

40. Ariyan S. Cuono C. Use of the pectoralis major myocutaneous flap for reconstruction of large cervical facial of cranial defects. Am J Surg, 1980,140:503.

41. Biller HF, Krespi Y, Lawson W, Baek S. A one-stage flap reconstruction following resection for stomal recurrence. Otolaryngol Head neck Surg.1980,88:357.

42. Schuller D. Limitations of the pectoralis major mycutaneous flap in head and neck reconstruction. Arch Otolaryngol Head Neck Surg, 1980,106:709.

第七章
口腔颌面部常用骨
组织瓣的制备

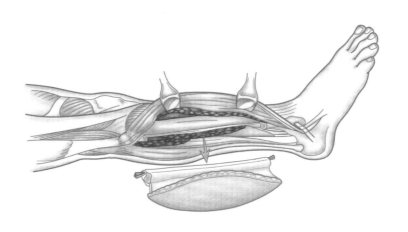

第一节　腓骨肌皮瓣

自 1975 年 Taylor 采用吻合血管的游离腓骨移植修复胫骨裂隙以来，学者们对腓骨的移植进行了研究。当时 Taylor 等采用的制备方法是后方入路法。1979年，Gilbert 推出外侧入路法，这一更为简便的游离腓骨瓣制备方法至今仍被全世界广泛采用。1983 年，陈中伟和 Yoshimura 分别报道了腓骨肌（皮）瓣的应用。1986 年，Weil 和他的同事通过对小腿外侧穿支皮瓣的解剖和临床研究，进一步使外科医生确信基于腓动静脉复合组织瓣的应用解剖学基础。1989 年，Hidalogo 首次报道了大量应用带蒂血管腓骨瓣移植重建下颌骨的案例。1990 年 12 月，国内首先采用吻合血管的腓骨瓣或腓骨肌皮瓣游离移植一期修复下颌骨缺损或骨与软组织缺损获得成功。自 1996 ~ 2018 年共进行游离腓骨瓣移植术 1000 余例，总成功率达到 98% 左右。近年来，随着口腔—颅颌面种植、牵引成骨（distraction osteogenesis,DO）技术的不断发展、张陈平教授融合上述两者的优势设计的腓骨内置式牙种植牵引器（dental implant distraction, DID）、计算机辅助设计 / 制作（CAD/CAM）、腓骨双叠等新技术方法的广泛使用，游离腓骨瓣已经成为下颌骨缺损修复重建最常用的骨瓣。

一、应用解剖

小腿骨架包括腓骨和胫骨 2 根长骨，平行排列，两者由小腿骨间膜所连接。小腿借此分成两个解剖部位：前室和后室。腓骨位于外侧，为细长致密的管状骨，分为一体两端，包括前面、后面、内侧面、外侧面四个面，无承重功能，上与胫骨构成韧带联合，下 1/4 参与构成踝关节，有加强关节稳定的作用。腓骨平均长度为 34 cm（29 ~ 40 cm），为了保持踝关节稳定，制备时，需保留 6 ~ 8 cm 的下段骨，腓骨上端膨大称为腓骨头，不直接参与膝关节的形成，可用于髁突重建。腓骨用作骨移植的长度可达 25 cm，因此，对于大于 9 cm 的下颌骨缺损首选腓骨。腓骨具有双层骨皮质，其上段横截面呈四边形，下段呈三角形，故临床上设计将其前缘作为牙槽突，以利于日后义齿修复的固位；中国人腓骨中段直径为 12.8 ± 2.4 mm（男性）和 11.0 ± 2.0 mm（女性），具有足够的高度和宽度容纳种植体，有利于恢复咀嚼功能。因此可以说，腓骨是大型下颌骨缺损，包括半侧及以上、体部（两侧下颌角之间）、次全甚至全下颌骨缺损修复的最佳骨源。

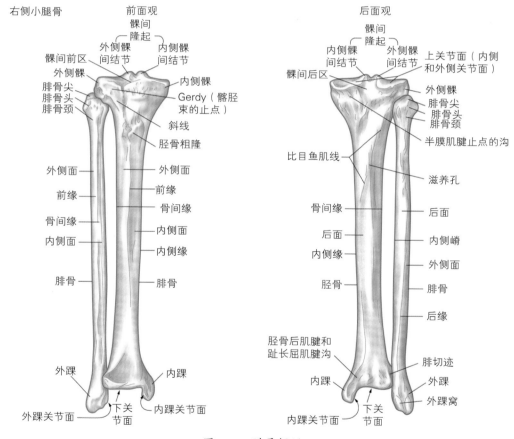

图 7-1　腓骨解剖

一般情况下，腘动脉分成胫前动脉和胫后动脉。腓骨血供主要为腓动脉，起自胫后动脉，其起点距离胫前动脉与腘动脉分叉点之间 3 ~ 4 cm。人群中腓骨血管变异分成四型（图 7-2）：Ⅰ型，腓动脉发自胫后动脉，占 90%；Ⅱ型，腓动脉发自胫前动脉，占 1%；Ⅲ型，腓动脉发自腘动脉，占 1%；Ⅳ型，腓动脉缺如，由胫后动脉代替占8%。Ⅳ型者若盲目结扎可出现小腿后肌群坏死。腓动脉先沿胫骨后肌筋膜后侧下行，然后转至腓骨外侧和跛长屈肌的前方。腓骨血供特点是骨髓、骨膜双重供血系统，分别通过腓骨滋养动脉和弓形动脉到达腓骨的骨髓腔、骨膜、骨皮质。腓动脉始终在腓骨外侧沿腓骨后下行，沿途发出4～15支（平均为9支）环形动脉分支环绕腓骨，营养骨质、骨膜及周围肌肉。这些分支穿过后肌间隔后营养小腿外侧皮肤，其中有一支独立的滋养动脉营养腓骨（约10 cm）。滋养动脉起自腓动脉，于腓骨后方茎突下15 cm处腓骨后内测边缘的滋养孔进入骨间膜。该血管长1～2 cm，平均直径约1 mm。滋养动脉多为1支，5%的人群可缺如。临床研究表明，腓骨瓣在塑性过程中行多节段骨切开，甚至行水平骨切开，骨髓供血多已破坏，但每个阶段依靠丰富的骨膜支仍可保证血供。腓动脉起点外径平均为4 mm（1.4～5.7 mm），有1～2条伴行静脉接纳来自腓骨各属支静脉回流，伴行静脉汇入处外径平均为4.5 mm（1.1～6.1 mm）。腓动、静脉比颌外动脉和面前静脉稍粗，适合于头颈部受区血管吻合。腓动脉发出肌间隔皮穿支和肌皮动脉穿支经小腿后间隙营养小腿外侧皮肤，其中腓骨头下方9～20 cm之间有3支较为粗大而恒定的皮支，平均外径为1.6 mm，这使临床制备骨肌皮瓣成为可能。研究表明，小腿外侧的皮肤营养来源于腓动脉肌间隔穿支，这些穿支可分为三型：A型，为肌穿支，穿经跛长屈肌和比目鱼肌，并发出肌支营养周围肌肉，此型大多位于小腿中上近1/3处；B型，为膈肌穿支，穿经跛长屈肌至小腿后间隔，期间可有分支营养跛长屈肌，此型多位于小腿中下1/3；C型，为间隔穿支，穿经小

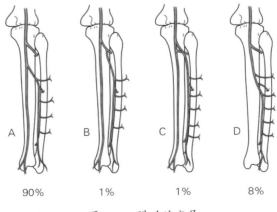

图7-2　腓动脉变异

腿后间隙直达皮肤，无肌分支，此型也大多位于小腿中下 1/3 处。解剖研究显示：
①只需 1 支或 2 支穿支即可确保小腿外侧（14 cm×10 cm）~（25 cm×22 cm）皮瓣的血供；②膈肌穿支或间隔穿支多位于小腿中下 1/3 处，因此皮瓣设计是大多以小腿中下 1/3 处为中心，如此穿支皮瓣的解剖较为容易。

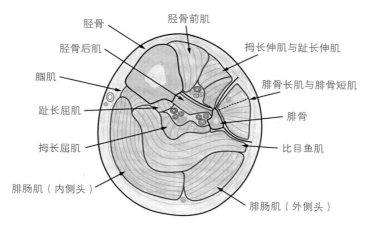

图 7-3　小腿肌肉血供解剖横断面

坐骨神经在腓骨头水平走行于皮下，穿过腓骨颈发出胫神经和腓总神经，后者在腓骨颈处发出腓深神经和腓浅神经分别支配小腿前肌群和小腿外侧肌群。小腿外上侧区域的感觉由腓肠外侧皮神经支配，其在腘窝外侧处直接由腓总神经支配，发自胫神经的腓肠内侧皮神经支配小腿后上方的感觉。可将腓肠外侧皮神经与舌神经或下牙槽神经吻合以恢复感觉功能。

二、优缺点及适应证

1. 优缺点
腓骨移植的优点有以下几种。

（1）腓动脉血管蒂解剖比较恒定（90% 起自胫后动脉），且管径较粗（其外径为 3.7±0.9 mm），易于重建血液循环。

（2）可提供足够长度的骨量（腓骨全长 32.58±2.26 cm，用作骨移植的长度可达 25 cm）。

（3）腓动脉的 1 条营养动脉在腓骨中 1/3 进入骨内，提供骨髓腔供血，另有众多节段性血管分支围绕腓骨形成弓形结构分布。这为重建下颌骨塑性时提供了解剖学基础。

（4）腓骨具有坚实的骨密质，十分有利于牙种植术的成功，从而为恢复咀嚼功能创造必要的基础条件。

（5）可以腓骨小头当作下颌骨髁突，形成更接近生理的下颌关节头。

（6）可以切取足够的皮肤以供需要。制作皮瓣时，皮瓣需以腓动脉的节段分支及隔皮穿支为蒂。

腓骨移植的缺点是：

（1）腓骨直径仅 1.2cm，作为下颌骨重建常嫌高度不足，影响牙列重建及其咀嚼功能的恢复。

（2）偶有腓深神经损伤的报道。

（3）腓骨为踝关节及其韧带附着的组成，截取腓骨时，应强调只限用上 3/4，而不截取全长腓骨，否则可产生踝关节不稳定的后果。

2. 适应证

（1）下颌骨及口底恶性肿瘤联合根治术后，有骨及软组织缺损，需立即修复者。

（2）下颌骨区有放射性骨髓炎，软组织坏死后有洞穿性缺损，病灶清除后需用腓骨肌皮瓣修复、充填和恢复外形者。

（3）下颌区火器伤后，有骨及软组织缺损，清创后需要修复者。

（4）下颌骨临界瘤手术切除后，有骨及口内软组织缺损需立即修复者。

3. 禁忌证

（1）年老体弱的下颌骨及口底恶性肿瘤患者，难以承受此等手术。

（2）下颌骨及口底恶性肿瘤严重感染或放射性骨髓炎伤口流脓未得到控制者。

（3）因全身疾病，或心、肺、肝、肾等功能不全，不能耐受全麻手术者。

三、皮瓣设计

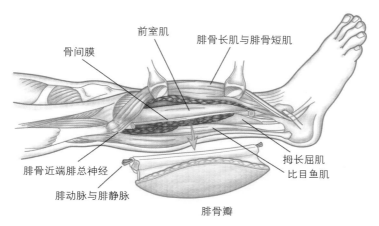

图 7-4　腓骨肌皮瓣设计示意图

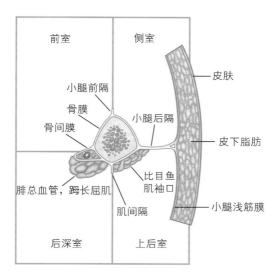

图 7-5　腓骨、腓动脉、穿支及邻近肌肉的关系

四、皮瓣制备步骤

1. 切口线设计

在小腿外侧标记腓骨轮廓，包括上方的腓骨头、下方的外踝、腓骨前缘、腓骨后缘及多普勒明确的穿支血管的皮岛。两者以虚线相连，即为小腿后肌间隔的位置。利用红线标记出腓骨头下方 1～2 cm 处通过的腓总神经。成人可切取得所

需腓骨长度一般是 15 ～ 16 cm。截骨的最高点和最低点分别是腓骨头下 4 ～ 6 cm 和外踝上 6 cm，在此范围内切取不会影响踝关节稳定性。标记皮岛时，可设计成梭形，其中线为肌间隔的位置。由于主要的肌间隔穿支通常位于小腿较远端的位置，因而皮岛的中央点通常在小腿中 1/3 和远中 1/3 交界处。

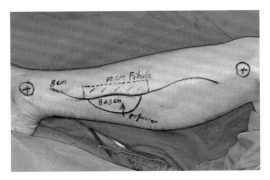

图 7-6　切口线设计（轮廓线法）

2. 显露血管及穿支

当完成皮瓣标记之后，腿部局部驱血，大腿根部上 350 mmHg 气囊式止血带后开始制备皮瓣。首先切开皮岛前缘的皮肤及皮下组织，同时切开覆盖在腓骨长肌和腓骨短肌表面的筋膜，在此筋膜平面由前向后朝肌间隔的方向解剖。如果需制备感觉性腓骨组织瓣，则解剖技术需稍加改良。辨别并保护经过腓骨头下方的腓总神经，朝近心方向向腘窝内追踪腓总神经可发现腓肠外侧皮神经，腓肠外侧皮神经可由此路径任一部位发出，一旦觅得后，即可解剖追踪腓肠外侧皮神经至已翻向前方的皮岛处。腓肠交通神经也可由此部位发出，并走行于通过皮岛的软组织内，但是，该神经并不支配皮岛的感觉功能。腓肠交通神经可以包含在皮岛内用于血管化的神经移植。在腓肠肌和比目鱼肌表面做皮岛后缘切口，直达筋膜下方。在腓骨长肌和比目鱼肌间隙邻近处，可见皮动脉及其分支，予以保护，沿皮动脉向深层解剖，并向近侧分离切断比目鱼肌在腓骨上的起点部，显露出胫后动、静脉发出的腓血管束起始段，以及覆盖在其远端表面的拇长屈肌。再按照所需腓骨和肌肉长度，向下分离显露腓动脉下端，留作结扎用。小心分离腓动脉近端、胫神经的拇长屈肌支和腓肠外侧皮神经。这样就可以根据受区需要截取骨肌皮瓣。

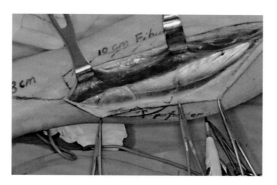

图 7-7　显露皮瓣穿支

3. 截骨

根据受区需要，量取适宜腓骨长度，选好截骨平面后，用骨钳或巾钳向外侧牵拉腓骨近端和远端，用线锯（来复锯、Gigli 锯）分别在腓骨远端和近端截断腓骨。若骨段包括了腓骨头，也应同时将腓骨头从胫骨关节面处离断。通过这种牵拉截骨后，有利于后续步骤的解剖。

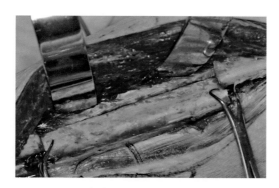

图 7-8　切断腓骨，切开骨间膜，暴露腓动静脉

4. 制备血管蒂

切开骨间膜后，牵拉腓骨，即可见到胫后肌内外侧相互交错的肌纤维，辨认腓动脉和腓静脉的远端部分，结扎远端血管蒂后予以切断，顺着腓动脉和腓静脉朝近中方向切开该肌肉，至此，腓动脉血管系统就已经解剖完毕，可见腓动脉于胫后动脉发出之处。在结扎腓血管蒂之前切断蹬长屈肌，仅保留部分肌袖于腓骨上，切断血管蒂，完成腓骨复合瓣的制备，血管蒂包括 1 支腓动脉及 2 支伴行腓静脉。

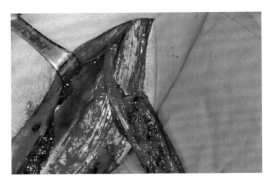

图 7-9　解剖游离血管蒂

5.腓骨成形

下颌骨具有特殊的形态和功能，而腓骨又无弧度，因此应用腓骨游离瓣再造下颌骨时对骨瓣塑性有一定要求，传统的下颌角成形方法有两种，一是楔形闭合式截骨塑形，二是楔形开放式截骨塑形，以前者应用较多。应用腓骨闭合式截骨塑形必须保护内侧骨膜血供，以免损伤，发生骨坏死。完成塑性后可采用小钛板或重建钛板做坚强内固定。

五、注意事项（包括供区处理）

1.供区处理

（1）切取腓骨时可不用止血带，便于解剖血管，如果使用止血带需特别注意勿损伤静脉。缝合供区创口时必须松开止血带，以检查出血点，彻底止血后关闭供区伤口，并放置负压引流。

（2）切开显露时必须首先分离腓总神经并予以保护，特别是骨段包含腓骨头时更应注意保护。切断腓骨长肌时，应保护腓浅神经。

（3）切取腓骨的长度上端可包括腓骨头，但下端 1/4 必须保存，以保持踝关节稳定性。

（4）由于胫前血管从胫腓关节稍下方的骨间膜孔穿出达小腿外侧，故离断胫腓关节时，注意不要损伤胫前动、静脉。必要时先显露血管，予以保护，再行胫腓关节离断。

（5）为防止皮肤和筋膜的分离脱瓣而影响血供，在手术过程中要将皮瓣边缘与深层组织缝合固定数针。

（6）截骨时，在骨瓣近端和远端各保留一端带状骨膜，以包裹覆盖受区与骨瓣结合部位。

2. 注意事项

（1）足部缺血、坏死：腓骨瓣转移后供区最严重的后果是足部缺乏血液循环，从而导致腓动脉阻断后足部缺血现象。因此术前对供区的评价是否充分有助于避免这种潜在问题。术前应常规性小腿血管的多普勒超声检查，必要时行血管造影，这对于明确有无解剖变异、静脉硬化有重要意义。若术中发现腓动脉代替胫后动脉，应试阻断血管，确认趾端循环正常（血氧饱和度监测）后方可继续手术。

（2）肌肉损伤：据相关报道，术后可出现供区不适，包括对寒冷无法耐受及水肿；功能缺陷包括大脚趾背侧弯曲能力减弱，这与腓神经分支损伤或肌肉（特别是踇长屈肌）瘢痕收缩有关；有患者表示术后几个月内有步行时疼痛、无力，肌肉无力目前认为是附着于腓骨及骨间膜上的肌肉被剥离所致。

（3）腓总神经损伤：过分的牵拉或不正确的解剖可导致腓总神经损伤，从而导致足内翻畸形及小腿前部、外侧及足背的麻木。切开显露时必须首先分离腓总神经并予以保护，特别是骨段包含腓骨头时更应注意保护。

（4）小腿骨间膜综合征：皮岛最大宽度可以延至 14 cm，若是计划直接缝合供区，那么最大宽度只能设计 4～6 cm。由于张力过度，或是缝合时未松止血带导致的供区小腿及脚压力骤增，甚至肌组织变质坏死而产生的剧痛难忍，高度肿胀，皮肤苍白，出现张力性水疱，可诊断为小腿筋膜间隙综合征。发生此并发症时，应当送手术室行减压手术，拆除原伤口缝线，并做辅助切口，清除血凝块，切除坏死肌肉组织。预防：可以在小腿外侧做皮片移植；也可通过缺损在小腿背部皮肤植入以软组织扩张器，二期作创口关闭。

（5）其他常见并发症有供区或受区感染、水肿，以及手术时间过长所导致的术后肺炎等并发症。

第二节　髂嵴游离复合组织瓣

髂嵴作为下颌骨缺损的供骨源已有超过 40 年的历史，应用血管化骨移植修复颌骨缺损具有诸多优点，相比之下，非血管化移植骨的成活依赖于受区软组织床为其提供营养。如果受区软组织床血供不良，移植骨将发生吸收；如受区床污染，则移植骨常因感染而失败。下颌骨缺损受区常受到唾液污染，或因先前手术或放疗而纤维化，因此通常需要进行血管化骨移植。自 1979 年 Taylor 及其同事率先采用血管化游离髂嵴瓣再造下颌骨以来，目前髂嵴游离复合组织瓣已经成为口腔颌面部硬组织缺损修复的常用骨瓣之一。

理想的下颌骨缺损修复组织瓣应当具备下列条件：血供良好，有足够的长度，一次可修复大范围的下颌骨缺损；有足够的宽度，能够承受义齿压力或容纳种植牙；有与下颌骨形态相似的曲度，供区并发症较少。口腔的功能性修复还取决于软组织修复的质量，理想的用于覆盖下颌骨的组织，应当血供丰富，薄而有附着性，有感觉，柔韧，可用于修复口腔及口咽部复杂的三维缺损。

一、应用解剖

髂骨是骨盆的组成部分，骨盆带由髋关节和骶骨构成，髋骨由髂骨、坐骨和耻骨三部分组成。髂骨的上缘称为髂嵴，由皮肤和皮下脂肪覆盖。髂嵴表面的软组织厚度因患者的体型不同而异。髂嵴上有两个可被触及的骨性隆起，即髂前上棘（ASIS）和髂后上棘（PSIS）。髂骨内面由髂窝构成，髂窝表面附有髂肌，腹横肌附丽于髂嵴内面，而缝匠肌、阔筋膜张肌、内外斜肌和背阔肌则附着于髂嵴外面。臀大肌、臀小肌、臀中肌位居髂骨外面的大部分。我国成年人髂前、髂后上棘之间的平均长度为 24.4 cm（20.1 ~ 28.8 cm）。临床上常用的取骨范围一般为髂前上棘向后 10 ~ 12 cm 以内，以避免髂骨翼后份的骶髂关节的稳定性。

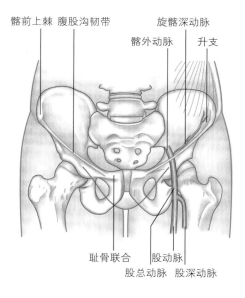
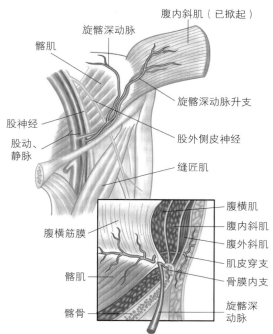

图 7-10 髂骨的解剖　　图 7-11 旋髂深动脉与伴行静脉对髂骨的血供

　　髂骨的血液供应途径有多条，临床上最常采用的血管蒂为旋髂深动 / 静脉 (DCIA/V)。该血管在腹股沟韧带稍内上起自髂外血管，然后沿韧带内侧在腹横筋膜和髂筋膜融合而成的纤维隧道内向外上走行，在 ASIS 附近，DCIA 发出一条主要分支 (升支)，供应腹内斜肌、腹横肌及其深面的腹膜。该支穿过腹横肌浅出，然后沿腹内斜肌深面上行。根据 Taylor 和 Ramasastry 等的研究表明，在 65% 的解剖标本，升支为 1 条，在 ASIS 附近 1 cm 处起自 DCIA。在 15% 的标本，升支位于 ASIS 内侧 2 ~ 4 cm，为单一血管。在另外 20% 的标本，升支有 2 ~ 3 条，较细小，分布于腹内斜肌。

　　在 ASIS 上方，DCIA 沿髂嵴内侧走行，发出多条穿支，供应邻近髂骨和髂肌。肌皮穿支有 3 ~ 9 支，平均 6 支沿髂嵴内面由 ASIS 向同侧肩胛骨下缘方向 (外上) 走行，主要肌皮穿支位于 ASIS 6 ~ 9 cm 处，为 DCIA 的终末支，该支穿过腹壁的三层肌肉，供应髂嵴表面的皮肤，并与 SCIA 的终末支相吻合。

　　髂骨的次要营养血管起源于臀上动脉深支，旋股外侧动脉升支和旋髂浅动脉，这些血管也可作为髂嵴移植的血管蒂，但临床应用较少。旋股外侧动脉和旋髂浅

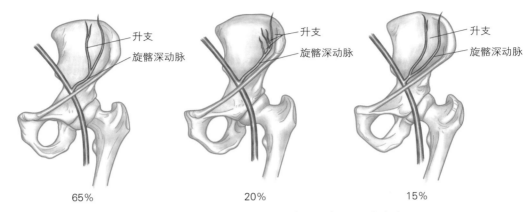

65%　　　　　　20%　　　　　　15%

图 7-12　旋髂深动脉主干与升支的解剖位置关系

动脉是髂嵴附近皮肤的主供血管，但对骨的供养十分有限。臀上动脉深支经许多小分支供应大部髂骨，但切取以此血管为蒂的髂嵴瓣需取俯卧位，不便于两组人员同时操作。

口腔颌面部肿瘤切除所致的软硬组织复合缺损时，我们在临床修复上，与髂骨瓣联合应用较多的是腹内斜肌。腹内斜肌是位于外斜肌和腹横肌之间的扁阔肌肉，起自腹股沟韧带的外 2/3，髂嵴中线的前 2/3 和胸腰筋膜下面。内斜肌的后份纤维向外上走行，附丽于第 9 ~ 12 肋骨。起自髂骨的肌纤维向内上走行，止于第 7、8、9 肋骨和腹直肌前鞘。起自腹肌沟韧带的肌纤维向内下走行，止于耻骨嵴和联合腱。腹内斜肌的运动支配来自 T8 ~ T12，髂腹壁下神经和髂腹股沟神经（L1）。尸体解剖发现，腹内斜肌的范围大致为 6 cm × 8 cm 至 10 cm × 15 cm。

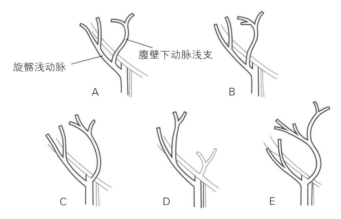

图 7-13　旋髂深血管与神经周围的关系

二、优缺点及适应证

1. 优缺点

优点：

（1）在可用作下颌骨修复的供区中，髂嵴因其高度、宽度和自然曲度较为理想而成为传统首选。髂前上嵴特别适合修复下颌角缺损，同侧髂嵴可作为新建下颌骨的下缘；髂骨由于充足的骨量，可供种植体植入的深度可达 6 cm，如同时切取腹内斜肌，可大大改进口腔软组织的修复质量，使早期安装义齿成为可能。

（2）髂部与头颈部相隔较远，非常适于两组人员同时操作，缩短手术时间。

缺点：

（1）髂骨由于生理曲度的问题，可提供的长度仅为 9 ~ 10 cm，对于大于 10 cm 以上的缺损，不建议选用髂骨肌瓣修复。

（2）髂骨的皮岛并不可靠，皮岛的穿支有时与髂骨的供血血管并不共干。

2. 适应证

（1）下颌区创伤后，有骨及软组织缺损，清创后需要修复者。

（2）下颌骨手术切除后，有骨软组织缺损需立即修复者。

3. 禁忌证

（1）年老体弱的下颌骨肿瘤患者，难以承受此等手术。

（2）骨组织缺损同时合并较大面积的软组织缺损，下颌骨及口底恶性肿瘤严重感染或放射性骨髓炎伤口流脓未得到控制者。

（3）因全身疾病，或心、肺、肝、肾等功能不全，不能耐受全麻手术者。

三、皮瓣设计

DCIA 在腹股沟韧带上方 1 ~ 2 cm 处起自髂外动脉外面，起端直径为 1.5 ~ 3 mm。从起点至 ASIS 的长度为 5 ~ 7 cm，伴行静脉通常融为一条，在汇入髂外静脉处的直径为 2 ~ 4 mm，动脉位于静脉前后者各占 50%，静脉蒂通常比动脉蒂长 1 ~ 2 cm。

髂骨可提供丰富骨量，用于颌面部骨缺损修复。从前后向可取骨量取决于

ASIS 至 PSIS 的曲线距离，可取骨的垂直高度取决于 ASIS 至髂前下棘（AIIS）的距离。文献报道最大取骨长度可达 16 cm，宽度 3 ~ 4 cm，足用以修复同侧髁突至对侧下颌体范围的骨段缺损。但根据我们的经验，髂骨适宜的取骨长度在 9 ~ 10 cm。如取全层骨块，其厚度通常接近下颌骨厚度，最适合于放置骨内种植牙。Manchester 是最早发现髂嵴自然曲度类似于下颌骨的学者之一，这一发现，使得重建半侧下颌骨时，不需要在移植骨上作骨切开。但在修复下颌骨前部缺损时，为了恢复颏部外形，需作骨切开塑形，只要保留髂骨内面骨膜，骨切开远中段的血供即能得到保证。使用往复锯，仅切取髂嵴内侧皮质，可获得单层皮质骨块。保留髂嵴外侧皮质，有助于维持臀部形态，患者术后疼痛减轻，跛行恢复快（因臀肌和阔筋膜张肌未作分离）。但因骨块较薄，故不适合于准备作骨内种植牙的患者。

当缺损涉及骨和软组织时，可设计制作骨皮瓣或骨肌皮瓣，皮瓣血供通常来

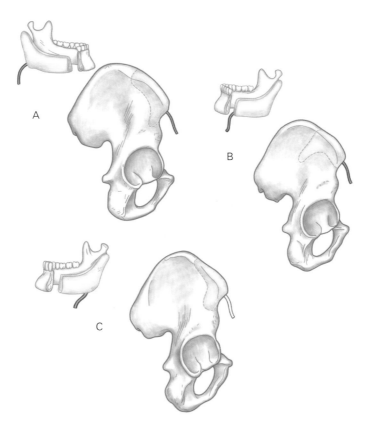

图 7-14　髂骨制备设计

自 DCIA 的肌皮穿支，故其方向必须与髂嵴内缘平行，以保证有适量的肌皮穿支包含在软组织内。实际上髂、腹股沟区皮肤的血供主要来自于旋髂浅系统，因此当皮瓣设计过大时，为了确保皮瓣成活，可切取旋髂浅系统，但因操作更复杂，需 2 套受区血管，一般不用。Hung-Chi Chen 建议可行 DCIA 的升支与 SCIA 之间的静脉移植，来解决皮瓣可能的血供不足问题。皮瓣的最大宽度以切取后伤口能拉拢缝合为度，以 DCIA 的肌皮穿支为蒂，可以切取 20 cm × 15 cm 的椭圆形皮瓣。

为了保护 DCIA 的皮肤穿支，必须在皮瓣与髂嵴之间保留 3 cm 宽的内外斜肌及腹横肌肌袖，但这样做一方面会增加皮瓣的体积，另一方面会限制皮瓣的旋转弧度。因此皮瓣成分最好用于修复口外皮肤缺损，而不是用于口咽黏膜缺损修复。对于接受下颌骨骨段切除及全舌或近全舌切除的患者，此时，可利用较丰厚的软组织进行舌再造。手术后患者可依靠颌骨运动而改变舌的位置。手术切取较长的髂嵴骨块可按下颌骨前部形态，作楔形切除塑形。以骨皮瓣的皮岛形成新舌，将骨瓣水平向放置，用以支持舌的形态。

为了克服骨肌皮瓣，皮岛血供不可靠的问题，M.Urken 等制作并提倡用内斜肌 - 髂嵴骨肌皮瓣进行口腔 - 下颌骨重建。手术时，以薄、柔韧的内斜肌（由 DCIA 升支供血，但不供应髂骨及其表面的皮肤）修复口腔与咽部黏膜缺损。在近 80% 的病例，内斜肌由 1 条较粗的升支供血，因此，可将内斜肌从邻近髂骨上分离下来，大大增加了肌瓣的旋转弧度。该肌瓣血供良好，术后早期即可由黏膜覆盖。内斜肌可跨过重建的下颌骨，形成舌沟和唇颊沟，待肌肉萎缩后，新建牙槽嵴即由一薄层、附着性的软组织覆盖，进而有助于义齿修复。骨肌皮瓣的皮肤成分可用于修复口外的贯通缺损，或固定于颈部伤口，作为观测组织瓣的"观察窗"。

髂嵴复合瓣中皮岛的感觉支配来自 T12 神经的外侧皮支，小部分由髂腹壁下神经的前支和外支供应。因此，需要时，可在第 12 肋尖和外斜肌边缘之间辨认寻找 T12 的外侧皮支，制作成感觉神经瓣，但其效果如何，尚待研究。

四、皮瓣制备步骤

1. 切口线设计

患者取仰卧位，垫高患侧臀部，以利显露后方，切取较长的骨段和皮瓣。以由 ASIS 向同侧肩胛下角的连线为中心轴，设计含有足够数量 DCIA 肌皮穿支的椭圆形皮瓣，再由 ASIS 处的皮瓣下缘向下内，划一直线，止于腹股沟韧带的中点稍内侧。

组织瓣的制备有顺行法（由主干解剖至末梢）和逆行法（由末梢至主干）之分，我们惯用逆行法。切开皮肤、皮下组织，直达腹外斜肌，将其从髂嵴和腹股沟韧带上分离下来，如需携带髂嵴表面的皮肤，需要保留 3 cm 宽的腹外斜肌袖与髂嵴内面相连，以保护肌皮穿支。

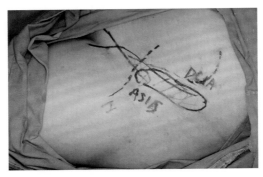

图 7-15　设计切口（沿髂外血管与腹股沟韧带交界的下方至髂前上棘作"s"形）

2. 显露血管

如同时切取腹内斜肌，则需广泛潜行分离腹外斜肌。上至肋缘，内至半环线，充分显露腹内斜肌的范围。然后在上缘及内侧切开腹内斜肌，使之与其深面的腹横肌及筋膜分离，翻起腹内斜肌，在肌层深面辨认并保护DCIA升支（1条或几条），将腹内斜肌从髂嵴内侧缘游离下来（保留适当的髂骨腹内斜肌肌袖），然后顺升

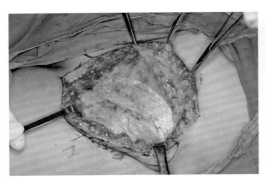

图 7-16　切开皮肤与皮下组织暴露腹外斜肌

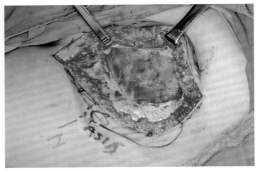

图 7-17　切开腹外斜肌，暴露腹内斜肌

支逆行寻找 DCIA 及其伴行静脉 DCIV，位于髂肌筋膜与腹横筋膜相融合形成的筋膜鞘内，打开鞘膜，直至追及髂外动脉。至此，DCIA 和 DCIV 由 ASIS 至髂外动脉的行程即被游离出来。期间应注意股外侧皮神经的走向，通常由内上至外下方向走行位于 DCIA/DCIV 的深面，骨瓣制备时应给予保护。

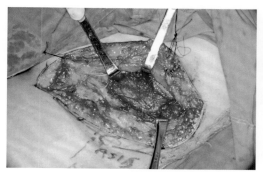

图 7-18　沿髂骨内侧切开腹内斜肌（加箭头），显露旋髂深血管的升支

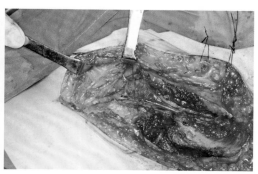

图 7-19　沿升支逆行解剖至旋髂浅血管自髂外血管的发出部位，注意动静脉在髂外血管附近区域并不完全伴行

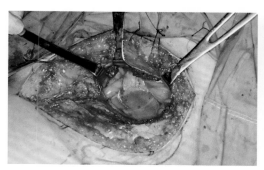

图 7-20　切开腹横肌

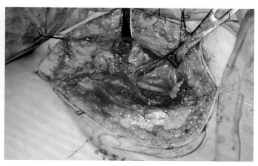

图 7-21　显露腹腔内脂肪组织

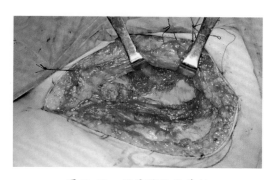

图 7-22　显露髂肌及神经

3. 显露骨组织瓣及截取骨瓣

切取 2 ~ 3 cm 宽的腹横肌，使其与髂嵴内侧面相连。切开腹膜，将腹腔内容物向内牵开，切断髂肌，显露髂窝骨膜，保留 2 ~ 3 cm 的髂肌肌袖与髂嵴相连。

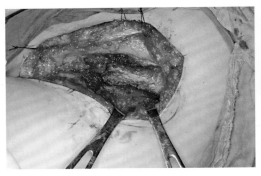

图 7-23　切开髂骨外侧的缝匠肌、臀中肌和臀小肌附着

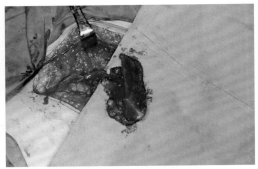

图 7-24　截取髂骨，完成制备

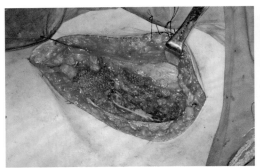

图 7-25　骨蜡涂抹髂骨断端，充分止血

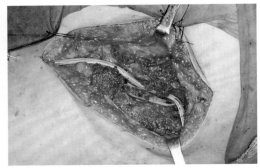

图 7-26　腹内斜肌与髂肌对缝，并放置负压吸引管

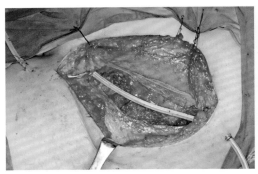

图 7-27　腹外斜肌深面放置负压吸引管

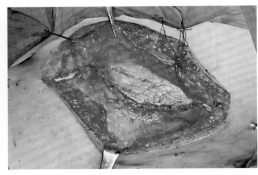

图 7-28　腹外斜肌对缝

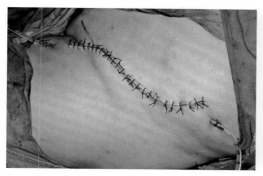
图 7-29　关闭皮肤创面

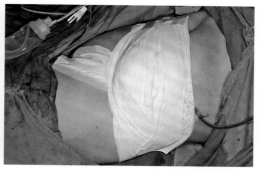
图 7-30　术区加压

切开皮瓣外缘，显露阔筋膜张肌和臀中肌。如需切取全厚骨块，应将臀中肌和臀小肌从髂骨外缘上分离下来。将腹股沟韧带和缝匠肌以 ASIS 上剥离下来，用往复锯切取合适大小的骨块。向内牵开腹内容物，在取骨时用宽扁金属牵拉器予以保护。断蒂前对移植骨进行修整，放置皮下负压引流管后，分层关闭腹部切口。

五、注意事项

髂骨制备后最为需要预防的并发症是腹疝。在关创时要注意分层缝合（术区腹横肌与髂肌缝合，腹内斜肌与髂肌缝合，臀中肌与腹内斜肌缝合，腹外斜肌对位缝合，皮下组织对位缝合、皮肤缝合）。

如果仔细关闭伤口，供区多无严重并发症出现，文献报道的腹疝形成率为9.7%，股神经瘫痪发生率为 4.8%。为了防止腹疝形成，应仔细将腹横肌和腹横肌筋膜缝合于髂肌上。可在剩余髂峰上打孔，用永久线将肌肉固定于髂骨上。如该层薄弱，可用 Marlex 网加固，尤其是在切取腹内斜肌的患者。腹壁的第二层缝合是将内斜肌与阔筋膜张肌、臀中肌和新建的腹股沟韧带对位缝合，最后缝合皮肤和皮下组织。在缝合该层下缘时，应避免损伤股神经，采用以上措施后，可使上述两种并发症发生率下降至 1%。

术后早期，在膝后方放置 2 只枕头，将臀部和膝关节屈曲，可最大限度地减少术后不适。术后 2 ~ 3 天内，患者可有暂时性肠梗阻，系牵拉腹内容所致。鼻饲胃管应在肠梗阻解除后拔除。术后 5 ~ 7 天，供区疼痛大大减轻，患者可下床活动。为加快恢复，术后早期可作理疗。患者一般在术后 3 周内，即能正常行走。

术后早期最常见的并发症为髂部疼痛，可在几周后逐渐消失，术后远期最常见的并发症为大腿前及外侧感觉异常，系股外侧皮神经和／或髂腹壁下神经被切断或牵拉伤所致，患者多无很大痛苦，术区凹陷畸形在切取复合骨肌瓣的患者较为明显，但可被衣服遮掩。

由于 DCIA 至髂嵴的血供相当恒定，因此术前无需作常规动脉造影。但术前应例做周围血管体检，确定有无重度动脉硬化。如患者先前作过腹股沟或股疝修补术或作过非血管化髂骨移植，应考虑取对侧髂骨瓣或改用其他方法。术前检查中，体型及职业也是值得考虑的重要因素。身体肥胖的患者，皮岛通常很厚，不适于口内修复。运动员或从事体力劳动者应慎用，因为近 10% 的患者，术后远期有不同程度的跛行，生育期妇女和经常搬持重物者也应慎用，这类患者术后发生腹疝的危险性较大。

目前的制备经验：两棘四肌，一升一神。

两棘指的是髂前上棘和髂前下棘，取骨的位置应该在两棘之间，以髂前上棘为起始，但又尽量保留部分髂前上棘，长度以 9～10 cm 为佳；四肌是指髂嵴的内侧附着肌肉从浅至深分别为腹外斜肌、腹内斜肌、腹横肌和髂肌；一升是指旋髂深动脉升支，寻找 DCIA 时可以先在腹内斜肌深面寻找辨认 DCIA 进入肌肉的升支，而后逆行追踪解剖 DCIA 至髂动脉；最后，在解剖 DCIA 近心端时，需要注意保护股外侧皮神经，该神经多位于髂前上棘前方 2 cm 的范围；或位于腹股沟韧带深面，与髂外动脉平行，或位于 DCIA 的浅面，与之交叉。

第三节　肩胛系统皮瓣制备

肩胛骨作为复合骨肌皮瓣，最早在 1980 年，由 Dos Santos 提出，他在研究了由旋肩胛动脉供应背部皮肤的范围后介绍了游离肩胛皮瓣，随后在 1982 年，Gillber 和 Nassif 分别介绍了游离肩胛皮瓣和游离肩胛旁皮瓣的临床应用，后来有许多关于该皮瓣临床应用及其优越性的报道。

肩胛骨为不规则三角形扁骨，部位隐蔽，血供丰富，其外侧缘和肩胛冈骨质较厚。1983 年，钟世镇等对肩胛骨和肩胛部血管进行了应用解剖研究，提出肩胛骨外侧缘是较理想的骨瓣供区，旋肩胛血管是此骨瓣的主要血管蒂。1983 年，杨立民等报道了吻合旋肩胛血管肩胛骨外侧缘骨皮瓣的临床应用。1986 年，Granick 和 Swartz 分别介绍了游离肩胛瓣和游离肩胛骨皮瓣在头颈缺损修复中的应用，其后游离肩胛骨皮瓣在头颈重建外科的应用得以推广，并成为头颈部修复常用的皮瓣供区之一。

一、应用解剖

肩胛骨为三角形扁骨，贴于胸廓后外侧，介于第 2 ~ 7 肋骨之间，可分为两面、三缘和三个角：腹侧面或肋面与胸廓相对，为一大浅窝，称为肩胛下窝；背侧面有一横嵴，为肩胛冈，肩胛冈向外侧延伸的扁平突起称为肩峰。上缘短而薄；内侧缘薄而锐利，又称脊柱缘；外侧缘肥厚，因邻近腋窝，又称腋缘。上角为上缘与脊柱缘会合处，平对第 2 肋；下角为脊柱缘与腋缘会合处，平对第 7 肋或第 7 肋间隙；外侧角为腋缘与上缘的会合处。肩胛骨可形成骨瓣的部位主要为外侧缘、内侧缘和肩胛冈。由于肩胛骨的外侧（腋）缘较肥厚，供骨量较大，在下颌骨缺损的修复时通常将此处作为供骨区。外侧缘从外向后下，呈凹陷形者居多 (93.3%)，直形者次之 (6.4%)，凸形者极少。外侧缘的前后面均有肌肉附着。从关节盂下缘至下角的长度为 13.4 cm，其中上 1/3 段厚约 1.2 cm；中段含松质骨，厚 1.0 cm；下角厚 0.7 cm（图 7–31 和图 7–32）。

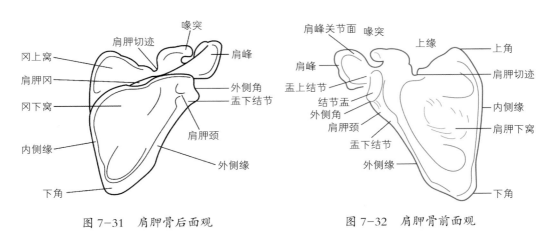

图 7–31　肩胛骨后面观　　　　　　图 7–32　肩胛骨前面观

　　肩胛骨的血供甚为丰富，为多源性的血供来源。主要有旋肩胛血管的深支、胸背血管的肩胛骨支以及肩胛上血管、颈横动脉等。目前临床常用的肩胛骨–骨肌皮瓣的血供与肩胛皮瓣相同，来自肩胛下动脉的分支旋肩胛动脉。肩胛下血管发自腋动脉的第三段，自发出后向下行走 2 ~ 4 cm 时分成旋肩胛动脉和胸背动脉。

　　旋肩胛血管粗大而恒定，是肩胛骨、附丽肌肉和表面皮肤的主要供血动脉。自肩胛下血管发出后，先行于大圆肌的深面，并发出分支营养之，随后进入三边间隙（又称三边孔）。三边间隙由上方的小圆肌、下方的大圆肌和外侧的肱三头肌长头组成。旋肩胛血管行于三边间隙时，发出肌肉支和骨膜支，其通过肩胛骨浅面或深面的骨膜血管网供应肩胛骨的外侧缘。此外胸背血管的肩胛骨支供应肩胛骨中、下段和肩胛角（图 7–33）。

　　肩胛骨（皮）瓣的切取范围为：

　　（1）肩胛骨外侧缘长度（从关节盂到肩胛顶端）为 10 ~ 14 cm（平均为 13.4 cm），宽度为 2 ~ 3 cm，厚度为 0.7 ~ 1.2 cm。

　　（2）肩胛皮瓣　长度为 18 ~ 20 cm，宽度为 7 ~ 8 cm。宽度 <8 cm 时可以直接缝合关创。

　　（3）肩胛旁皮瓣　长度为 26 cm，宽度为 8 ~ 12 cm。宽度 <10 cm 时可以直接缝合关创。

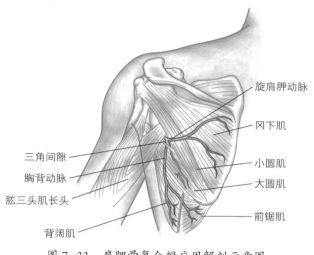

图 7-33　肩胛骨复合瓣应用解剖示意图

二、优缺点及适应证

1. 优点

（1）血供可靠，血管蒂长度和口径均较好。

（2）可以提供较大面积的皮肤和皮下组织。

（3）可以制备包含骨、皮肤等在内的复合皮瓣，骨块与软组织的自由度大，软组织能根据需要而旋转。

（4）供区没有明显功能影响，对肩部活动功能影响小。

（5）皮肤颜色与面部较接近。

2. 缺点

（1）皮瓣位置靠近头颈部，使供受区分组同时手术较为困难，增加了手术时间。

（2）对中国人而言，所能提供的骨组织较薄，应用于种植牙修复有一定困难。

（3）缺损面积大时无法直接缝合关创，需要植皮。

3. 适应证

（1）肩胛皮瓣可用于修复口腔颌面及颈部的大型软组织缺损，也可与肩胛骨、背阔肌或前锯肌组成复合瓣。

（2）肩胛骨瓣可用于下颌骨和上颌骨缺损的修复，但对于中国人而言由于其形态和骨量的限制，不能很好地适应牙种植体的植入，目前选择肩胛骨瓣应用于颌骨缺损重建的报道已较少。但对于大型的口腔下颌骨缺损和全上颌骨切除以及合并眶内容物剜除的术后缺损等软组织缺损较大的复合组织缺损仍有较大的应用价值。

三、皮瓣设计

由于肩胛区域皮下筋膜层血供丰富，该皮瓣可设计成所需的各种形状，通常为横向或斜向的椭圆形，一头盖过三边间隙。肩胛骨－骨肌皮瓣的设计也较为灵活，可根据受区修复的需要，选用旋肩胛血管、胸背血管或肩胛下血管为蒂，并可与背阔肌皮瓣、侧胸皮瓣、前锯肌瓣等组合使用。

单独应用肩胛骨瓣可以采用旋肩胛血管为蒂的肩胛骨外侧缘的骨瓣（图 7-34A），长度可达 10 ~ 14 cm，宽度可达 2 ~ 3 cm，用于下颌骨体部缺损的修复。也可采用胸背动脉的肩胛骨角支为供养血管的肩胛角处骨瓣，通常用于修复下颌角及升支缺损。如果切取肩胛骨外侧缘骨瓣包括肩胛骨下角时，肩胛骨内侧缘的 3 ~ 4 cm 仍然可以利用，这样不必进行塑形就可以修复下颌角及升支的缺损。还可以采用以肩胛下血管为蒂，同时切取肩胛骨外侧缘和肩胛骨下角两处的骨组织瓣，及一蒂双骨瓣，用于某些特殊的下颌骨缺损的修复。

肩胛骨瓣通常与肩胛部皮瓣、背阔肌瓣和前锯肌瓣等联合应用（图 7-34B ~ 图 7-34D）。设计复合组织瓣时，多数采用肩胛下血管为蒂的复合组织瓣，也可以

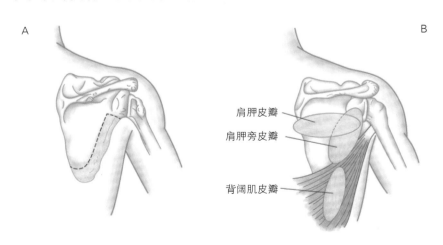

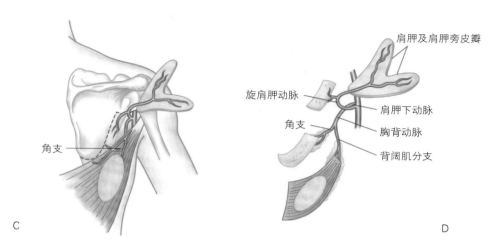

图 7-34 肩胛系统皮瓣的设计示意图

采用以旋肩胛血管为蒂的复合组织瓣或胸背动脉为蒂的复合组织瓣，应根据下颌骨缺损的大小及软组织缺损的体积综合考虑。复合组织瓣的组合有很多种，可以是肩胛皮瓣或肩胛旁皮瓣联合肩胛骨瓣，可以是背阔肌瓣联合前锯肌瓣或肩胛骨瓣，也可以是背阔肌瓣联合肩胛旁皮瓣或肩胛骨瓣等。设计肩胛处多个皮瓣时，要考虑供区组织能直接拉拢缝合，尽量不要通过植皮的方法覆盖供区创面。复合组织瓣特别适合于修复面下 1/3 的复合性缺损，该类缺损通常由口腔颌面部恶性肿瘤切除术后引起，如下颌骨体部、舌、口底、颊部等部位的复合缺损。

四、皮瓣制备步骤

肩胛系统复合组织瓣的制备

1. 标记

在复合组织瓣切取之前，标明肩胛骨的解剖标志如内侧缘、外侧缘和下角，用多普勒探明三边孔以及旋肩胛血管的走向，设计出与受区缺损相匹配的肩胛皮瓣（图 7-35）。

2. 切口

一般采用梭形切口，以便关闭供区创口。如采用肩胛皮瓣，则应以旋肩胛血管浅支的水平支为长轴，与肩胛冈平行，皮瓣的外侧界位于三边间隙处，内侧界可以达背部中线，上界达肩胛冈，下界达肩胛骨下角。如果选择肩胛旁皮瓣，皮

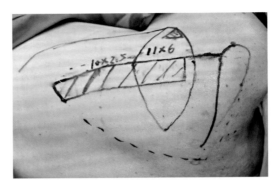

图 7-35　肩胛复合组织瓣的设计

瓣设计时应以旋肩胛血管的降支为中线，上界为三边间隙，下界平肩胛骨下角，宽度为 12 ～ 15 cm，便于供区直接拉拢缝合。首先切开皮瓣内侧，深达冈下肌肌膜，从内侧开始向外沿冈下肌肌膜浅面翻瓣，找到由大圆肌、小圆肌和肱三头肌长头围成的三边间隙（图 7-36）。

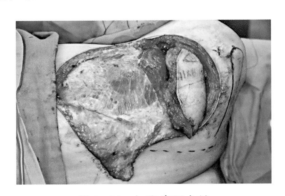

图 7-36　切取肩胛皮瓣

3. 分离血管蒂

在三边间隙的脂肪结缔组织处触摸到旋肩胛动脉的搏动，显露分离旋肩胛动脉及其伴行静脉，保护好浅支血管。用拉钩分别拉开大、小圆肌，可见到由旋肩胛血管发出的肌支和分布于肩胛骨外侧缘的骨膜分支，结扎肌支，保护好骨膜分支，向下分离大圆肌，可以更清楚地暴露血管蒂（图 7-37）。保护好血管蒂以及肩胛皮瓣，在肩胛骨外侧缘留有 2 ～ 3 cm 的肌袖，采用电刀切断肩胛骨外侧缘附丽的肌肉，此时更容易解剖到肩胛下血管蒂。如果不需要以胸背血管肩胛角分支为蒂的肩胛骨下角骨瓣，需要结扎胸背动脉；如果需要以胸背动脉肩胛角分支为蒂，则应切断大圆肌，在大圆肌深面近胸腔壁处解剖分离肩胛角分支血管蒂，该血管可以由胸背血管发出，也可以由胸背血管分布到前锯肌的血管发出。

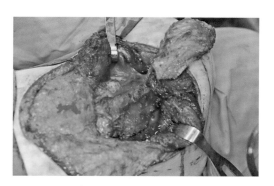

图 7-37　肩胛系统复合组织瓣血管蒂显露

4. 制备骨瓣

切取皮瓣、分离好血管蒂后，从肩胛骨外侧缘内 2 ~ 3 cm 处切开小圆肌和冈下肌达肩胛骨骨面，采用骨膜分离器分离截骨线处的骨膜，根据设计骨瓣的大小，用来复锯或摆动锯在平行于肩胛骨外侧缘 2 ~ 3 cm 处截骨；在关节窝下方横行截骨，注意保护关节结构和三边间隙处的旋肩胛血管蒂。在制备骨瓣时，为保证骨瓣的血供，背面和腹面均应保留一薄层肌肉组织，骨瓣腹侧为前锯肌和肩胛下肌附丽（图 7-38）。

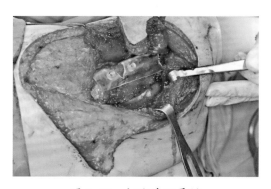

图 7-38　切取肩胛骨瓣

5. 断蒂

受区准备完毕后，即可在肩胛下血管起始部分别结扎、切断动静脉，转移复合组织瓣（图 7-39）。

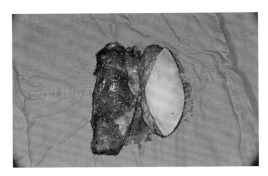

图 7-39　复合皮瓣制备完成

五、注意事项

旋肩胛血管一般起源于肩胛下血管,但也有少数人(有报道约 3%)直接起源于腋动脉。在皮瓣切取过程中,分离层次应保持在深筋膜浅层,以使手术操作简便、快捷。肩胛骨断端打孔,供区切断的肌肉附丽通过不可吸收缝线与残余肩胛骨上的骨孔相固定。如果是复合组织瓣,供区皮肤缺损宽度在 12 ~ 15 cm 范围内,可直接拉拢缝合,并放置负压引流,供区肩膀制动 1 周,1 周后逐渐活动肩部,回家后逐渐增加肩胛和上肢的力量训练,但应避免肩部剧烈的外展和外旋运动。肩胛供区的恢复较腓骨及髂骨供区的恢复容易。术后 1 周内的制动可以防止伤口裂开,限制瘢痕形成。

制备肩胛骨皮复合瓣时,由于术中需要切断腋窝周围较多的肌肉附丽,术后可能会对上臂的功能造成影响。其中最为明显的是大圆肌,该肌通常在术中部分或全部从肩胛骨附丽上被切断,同时手术还会破坏该肌肉的神经支配和血液供应。大圆肌是上臂内旋、外展和内收的肌肉,该肌切断后不可避免地会影响上述功能。虽然通过在剩余的肩胛骨上打孔可以达到使大圆肌重新附丽,进而达到固定肩胛骨和防止其漂移的目的,但是该肌肉去神经和纤维化后有可能造成对上臂运动范围的限制。如果手术结束时发现大圆肌的血供不佳,应将其切除,以防止肌肉坏死造成的创口感染。

肩胛骨瓣供区可同时提供皮瓣、较大体积的肌肉组织瓣和骨瓣,主要应用于修复较大体积的软组织缺损和较小体积的骨组织缺损。因其有足够的血管蒂长度,皮瓣和骨瓣有各自的血管支配,骨瓣可以与肩胛皮瓣、背阔肌皮瓣、前锯肌瓣等同时切取，特别适合于修复某些面下 1/3 的复合组织缺损，如下颌骨体部、舌、口底、面颈部皮肤等缺损，皮瓣的颜色与面部皮肤也比较匹配。如果骨瓣同时携带背阔肌，可以提供较大的软组织量，用于修复面颈部的大面积缺损。供区留有横行或斜行瘢痕，对于美观影响不大，而且供区畸形也不明显。

　　与腓骨和髂骨相比，单独的血管化肩胛骨瓣游离移植修复下颌骨缺损国内外报道较少。虽然文献报道肩胛骨供骨区可以提供 10 ～ 14cm 长的骨组织，但肩胛骨不能为种植体提供支撑。由于国人的肩胛骨供骨量较小，且肩胛骨为三角形扁骨，切取供骨后不易塑形，因此只有不能采用其他供骨区（如髂骨、腓骨等）时方考虑采用肩胛骨进行下颌骨修复，所以单独采用肩胛骨瓣的适应证很窄。另外，由于取骨时要切断一些与肩部、上肢活动有关的肌肉和附丽，如大、小圆肌等，有可能在某种程度上影响上肢的运动；而且由于术中要变化体位，手术无法分组同时进行，增加了手术时间。

参考文献

1. 钟世镇，徐达传，丁自海.显微外科临床解剖学 [M].济南：山东科学技术出版社，2000: 265-267.

2. Coleman, S. C., Burkey, B. B., Day, T. A., Resser, J. R., Netterville, J. L., Dauer, E., et al. (2000). Increasing use of the scapula osteocutaneous free flap. *Laryngoscope, 110*(9), 1419-1424.

3. Glenn, M. G. (1989). Scapular osteocutaneous free flap for mandibular reconstruction. *West J Med, 150*(4), 450-451.

4. Smith, R. B., Henstrom, D. K., Karnell, L. H., Chang, K. C., Goldstein, D. P., & Funk, G. F. (2007). Scapula osteocutaneous free flap reconstruction of the head and neck: impact of flap choice on surgical and medical complications. *Head Neck, 29*(5), 446-452.

5. Swartz, W. M., Banis, J. C., Newton, E. D., Ramasastry, S. S., Jones, N. F., & Acland, R. (1986). The osteocutaneous scapular flap for mandibular and maxillary reconstruction. *Plast Reconstr Surg, 77*(4), 530-545.

6. Thomassin, J. M., Inedjian, J. M., Zanaret, M., Goubert, J. L., Bardot, J., Magalon, G., et al. (1990). [The scapular osteocutaneous flap. Technic, indications in cervicofacial surgery]. *Ann Otolaryngol Chir Cervicofac, 107*(2), 107-114.

7. Urken, M. L., Bridger, A. G., Zur, K. B., & Genden, E. M. (2001). The scapular osteofasciocutaneous flap: a 12-year experience. *Arch Otolaryngol Head Neck Surg, 127*(7), 862-

869.

　　8. 竺涵光, 张陈平, 孙坚, 等. 腓骨肌皮瓣重建下颌骨的方法和经验 [J]. 口腔颌面外科杂志, 2003,13(2):158-161.

　　9. Sun J, Shen Y, Li J, et al. Reconstruction of high maxillectomy defects with the fibula osteomyocutaneous flap in combination with titanium mesh or a zygomatic implant[J]. Plast Reconstr Surg, 2011, 127(1): 150-160.

　　10. Xu L Q, Zhang C P, Poh E H, et al. A novel fibula osteotomy guide for mandibular reconstruction[J]. Plast Reconstr Surg, 2012, 129(5): 861-863.

　　11. Baker S R, Sullivan M J. Osteocutaneous free scapular flap for one-stage mandibular reconstruction [J]. Arch Otolaryngol, 1988, 114(3): 267-277.

　　12. 张志愿, 张陈平, 孙坚等头颈肿瘤和创伤缺损修复外科学 [M]. 浙江，浙江科学技术出版社,2014.

　　13. Fu-Chan Wei, Samir Mardini. Flaps and reconstructive surgery[M]. 　PhiladelphiaSaunders elsevier. 2009.

第八章
显微外科修复的术中
注意事项

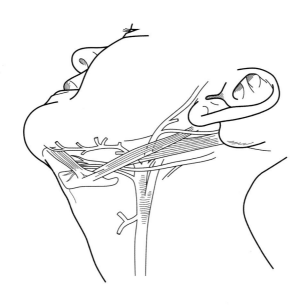

第一节　头颈部受区血管的选择与制备

　　头颈部游离皮瓣移植手术的成功取决于多种因素，其中一个关键因素是选择恰当的受区动静脉，以实现稳定而持续的皮瓣血流循环。在选择头颈部受区动静脉的过程中，需要将血管的位置、管径和血流情况综合考虑，同时需要注意的是术中和术后相关部位身体活动可能导致血管的张力过大或成角折叠，从而出现血管危象。由于头颈部的活动很难保持长期的制动，尤其是当患者麻醉苏醒时，应该采取适当的预防措施让头颈部处于最佳位置。此外，由于口腔颌面部手术经常进行垫肩，因此，在可能的情况下，当颈部伤口处于开放状态时，可以去除垫肩，观察血管形态及走行，以评估血管吻合走行是否存在潜在的绕折受压危险。

一、受区动脉的选择

　　大部分移植至头颈部的游离皮瓣可采用颈外动脉的分支，颈外动脉的多数分支可满足血管供血的管径需要。缺损位置是影响从颈外动脉选择匹配的受体血管的关键因素。颌面部最为常见的缺损为口腔内口裂以下区域，包括常见的舌癌，通常将面动脉和甲状腺上动脉作为首选。但面动脉走行迂曲导致血管蒂走行也可能产生弯曲，并由此产生血流的紊乱，这种情况如果发生在吻合口附近，将产生不利影响。甲状腺上动脉的正常解剖呈尾状走行，因此血管解剖后确认其血管走行十分重要（图 8-1）。

　　舌动脉一般应用较少，但是在面动脉和甲状腺上动脉不可用时就会变得很重要，尤其是在放疗后的病例。舌动脉位于舌下神经、二腹肌前后腹间围成的雷塞三角中（Lesser's Triangle），可以通过舌下神经尾部及二腹肌中间腱上部的舌骨舌肌进行解剖，可以获得适合吻合尺寸的舌动脉（图 8-2）。颞浅动脉非常适于颅底、头皮及面中 1/3 缺损的病例，但在解剖时应该注意避免损伤。在一些极端情况下，

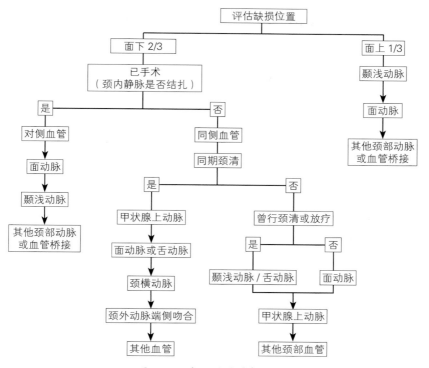

图 8-1 受区动脉选择方法

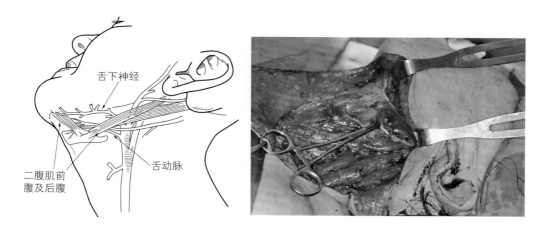

图 8-2 舌动脉的解剖显露

如果没有适合的受体动脉可供选择时,可以在颈外动脉处实施端侧吻合,此外,当管径相差较大,难以匹配时,也可以采用端侧吻合。

放射治疗,可以导致颈部血管动脉粥样硬化,管腔严重狭窄,影响受区血管

157

质量。尤其是我们常用的颌外动脉，术前可以通过血管造影显示颈动脉系统中是否存在可能对血管吻合产生不利影响的严重疾病。

需要提出的是，由于放疗野的问题，甲状颈干往往"未受损伤"。甲状颈干是十分有用的受体动脉来源，同时颈横动脉也是较易获取的，这些血管通常位于上呼吸消化道肿瘤接受最强放射治疗的区域外，而且也很少受动脉粥样硬化的影响。另外，采用这些血管的好处在于当颈横动脉移行时，符合颈部长轴。当行供体动脉吻合时，供体动脉的全长都可用，不用考虑冗余蒂部引起的血管扭结。不同于颈外动脉分支，颈横动脉可以在不同部位进行修剪，有利于获得管径较大的动脉吻合口，甚至能够达到甲状颈干起始部位的动脉口径。选择颈横动脉，在颈中部进行吻合不仅方便，而且还可以使术者及助手处于操作舒服的位置。在手术中，暴露颈部后，有时可能发现甲状颈干分支缺少。当无法在臂丛表面颈横动脉的常规解剖走行区域找到该血管时，术者可以尝试探查周边的锁骨上窝，因为该血管有可能走行于臂丛深部或者与臂丛根部伴行。（图8-3和图8-4）

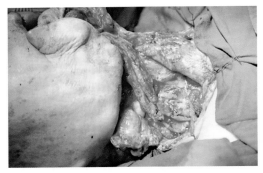 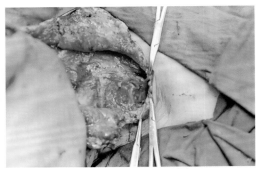

图8-3　颈横动静脉受区血管吻合　　　　图8-4　颈横动静脉于臂丛深面发出

二、受区静脉的选择

在未接受过手术治疗的颈部，通常具有许多受体血管可供选择，一般而言，建议避开颈前静脉，因为该部分经常栓塞，多数是因为炎性过程或气管切开后的蜂窝织炎导致血栓形成。如果在最初治疗中未实施气管造瘘术，那么也有可能因为行气道手术而导致二次蜂窝织炎，从而影响附近的浅静脉。颈外静脉是颈部最常用的受体静脉。下颈皮瓣手术时必须将该血管保护完整。颈外静脉可以提供下颈皮瓣血供,将其完全游离,还可以提高操作灵活性。将颈外静脉置于颈部皮瓣表面以下,术者就可以避免血管扭结的潜在危险。通常可以行端端吻合术,但是如果明显不匹配,也可行端侧吻合术(图 8-5 和图 8-6)。

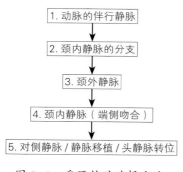

1. 动脉的伴行静脉
↓
2. 颈内静脉的分支
↓
3. 颈外静脉
↓
4. 颈内静脉(端侧吻合)
↓
5. 对侧静脉 / 静脉移植 / 头静脉转位

图 8-5 受区静脉选择方法

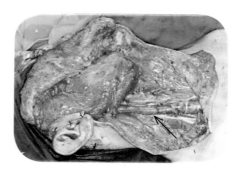

图 8-6 颈内静脉端侧吻合

其他可能的受体静脉包括颈内静脉及其主要分支和面静脉。颈内静脉的端侧吻合术操作简单,在某些情况下,当必须牺牲颈内静脉时,尽量保留较长的残端将其作为端侧吻合的受体血管。根据需要我们成功地使用该血管吻合多种类型的游离皮瓣。使用结扎的颈外静脉行端侧吻合还有另外一个优点:可将颈外静脉的结扎端缝合至颈部深层结构,以维持适当的血管蒂形态,直至术后的一段重要时间内。处理血管蒂之前,应该将患者原先的侧位调整为正中位置、使颈部放松以便寻找最佳走行位置,确保静脉流出的最佳最顺畅形态。

颈横静脉在颈部较低部位走行多变,可汇入颈外静脉、也可汇入颈内静脉或直接汇入锁骨下静脉。根据其口径及走行,颈横静脉适合用作显微血管手术中的受体静脉。正如颈横动脉一样,颈横静脉可在通过颈后三角及斜方肌深面后被延长,并增加颈部旋转弧度(图 8-3)。

三、在血管缺失的颈部选择受体血管

给曾经接受过手术及放射治疗的头颈患者实施游离皮瓣移植时,对显微血管术者来说找出颈部适合的血管是一项挑战性任务。

对血管蒂长度有限又缺乏合适的受区静脉,无法再通过松解游离的手段延长血管蒂时,血管移植非常重要。血管移植会增加手术时间,并且还需要进行额外的

2 处吻合手术,这都具有一定的难度。但是,当病情需要时也不可避免的应该采用。血管移植时必须注意:①移植血管尺寸必须与吻合血管尺寸相近。因此,必须仔细选择血管移植点,达到合适的匹配;②对于静脉,在移植方位上应当做出流向标记,以防止朝着瓣膜反向流动,可以在标有流向的血管末端放置血管夹。并在另一端插入静脉内导管灌输肝素化盐水以检查需要结扎的侧支。该技术在吻合术后不易观察移植血管时尤为重要,如面中部或颅底修复后时需要制备隧道通过面颊进行静脉移植。如果未能发现分支存在,就会出现活动性出血,并可能引起血肿及皮瓣并发症;③将移植血管吻合到皮瓣血管上,可以在旁边已建立 Corlett 下的无菌台上完成,以增加术者舒适度、提高效率,以减少皮瓣缺血的时间。当单个移植血管管径与动静脉蒂部血管均匹配时,可采用 Corlett 环,选择一端缝合至供体动脉,相反端缝合至静脉端,并确保瓣的正确方向。应在皮瓣植入前施行这些吻合操作以确保完全无误的修复。当皮瓣植入,蒂部移入颈部,在动脉和静脉端必须做标记。动脉端和静脉端必须容易辨别,以确保皮瓣血液流向正确。

某些皮瓣具有特殊的血管解剖学特点,通过将其末端吻合到另一皮瓣,可以行串联游离皮瓣手术,并不采用静脉移植。桡侧前臂皮瓣是最常用的"流经皮瓣",但是腓骨皮瓣远端腓血管、髂动脉升支 (DCIA),或者肩胛下循环的胸背血管也可采用,虽然这些情况并不常见,但是有时需要行二次游离皮瓣术时,必须考虑采用此种方式的皮瓣。同时也要考虑其危险性,因为完全的修复成功主要依赖与近端皮瓣的受体血管进行吻合。如果该皮解循环不畅,则依赖其的二次游离皮瓣也同样危险。吻合口的标记也十分重要。当出现术后皮瓣循环障碍时,应探查整个血管蒂,因此经常需要打开伤口的大部分进行挽救手术。

如果颈部两侧都没有合适的受体血管,术者只能在颈部以外区域进行寻找。在一些极端困难的情况下,使用头静脉是保障静脉流出的一项非常可靠的技术。大多数患者都易于获取头静脉。该静脉的长度可以从上臂到达头颈任何需要供体血管的部位。

头静脉可用于吻合的直径为 3.5 ～ 5mm。其既可作为前臂皮瓣回流静脉,还可提供血管接口。暴露上臂,解剖位于肱二头肌沟的头静脉末端,可以用一个向下延伸至上臂前方的直线切口或一系列横向阶梯切口完成,术前在上臂根部置止血带扩张血管可以更加清晰的显示上臂头静脉的皮下位置，方便术着操作及获取足够长度的头静脉。实际操作过程中，不仅需要直达供体血管，还要考虑颈部凸凹的轮廓形态影响，例如血管移行跨过锁骨上时。评估的最佳方法是使用缝线估计合适的血管长度，从锁骨下三角肌沟几个厘米开始，确保缝线按颈部凸凹的轮廓走行，与头静脉移植线路相同，这一操作法对避免两种不良情况非常重要：①无法获得足够长的以无张力方式达到供体静脉的头静脉；②由于与颈部凸凹的轮廓不符而使头静脉张力过大，头静脉可以通过皮下隧道移行或通过切开锁骨外侧皮肤走行。头静脉成功移植的另一个重要细节是头静脉绕过锁骨部位必须加以保护，难免形成张力或受到外部压力。

在缺少血管的颈部选择受区血管的最后解决办法是尝试使用乳内动脉和静脉。具体操作上，从第三和第四肋骨切除肋软骨以确定乳内动静脉，进行软骨膜下切除软骨，然后切开后软骨膜以接近直接位于胸膜上的乳内动静脉。切除第二肋骨软骨可以延长蒂部，从而使这些血管向头侧进一步游离。要对分支众多的血管进行成功结扎，精细操作尤为重要，通过轻柔转动动脉和静脉游离血管分支，同时避免撕裂分支血管并保证主干血管完整性。通常右侧血管比左侧血管更容易剥离。

第二节 皮瓣血管蒂摆位注意事项

一、皮瓣及其血管蒂摆位的重要性

皮瓣及其血管蒂的摆位是整个皮瓣移植和修复中的重要一环。很多外科医生忽略了皮瓣及其血管蒂摆位的重要性，因此增加了皮瓣危象及皮瓣移植失败的概率。任振虎博士等对800余例股前外皮瓣移植的临床研究中发现皮瓣及穿支摆位不佳引起的血管危象占所有皮瓣危象的20%。由此可见正确的皮瓣及血管蒂摆位是保证皮瓣移植成功的重要一环（表8-1）。

表 8-1　导致皮瓣危象的原因

危象原因总计	皮瓣危象例数	抢救成功例数	抢救成功率（%）
血管蒂受压	15	10	66.7
血管蒂牵扯	2	1	50.0
血管蒂扭转	2	0	0
吻合口血栓	6	3	50.0
负压吸引	1	0	0
穿支受损	1	0	0
穿支牵扯	2	1	50.0
穿支打折	1	1	100.0
动脉栓塞	4	1	25.0
原因不详	1	0	0
总计	35	17	48.6

二、皮瓣及其血管蒂摆位的原则

皮瓣及其血管蒂摆位的基本原则有两个：顺畅和稳定。若要保证这两点，必须从皮瓣设计和受区血管预备时就要考虑皮瓣及其血管蒂的摆位情况——皮瓣及其血管蒂摆位在手术设计时就已经开始了。

　　首先是顺畅，是指从穿支入皮点到受区血管的整个血管行程是自然顺畅的。影响血管行程自然顺畅的因素，主要是血管蒂的有效长度，即皮瓣固定后血管行程还可以自由移动的部分。对于穿支皮瓣，血管蒂的有效长度一般指各穿支入皮点到吻合口最短的行程距离；对于非穿支皮瓣，血管蒂有效长度约等于皮瓣近心端到吻合口距离。一般情况下，对于头颈部缺损的修复，如果受区血管在同侧颈部，修复舌、口底等部位，血管蒂长度需要 7 ~ 8 cm，修复颊时，血管蒂需要 10 cm 左右，修复上颌骨、硬腭等，血管蒂则需要 12 cm 左右。

　　其次是稳定，是指完成血管吻合和皮瓣固位后，血管蒂的位置是稳定的，不会随体位变化、动脉搏动等因素导致血管蒂位置大幅度变化。为保证血管蒂的稳定性，我们往往需要将血管蒂进行固位，一方面保证其稳定性，另一方面可以让血管蒂远离负压引流管等负压引流装置。

　　除了上述两点原则外，还有一些细节值得我们注意。如制备受区血管时，应尽量选择动静脉比较靠近的血管作为吻合血管。受区静脉的选择原则是：深静脉系统为首选（尤其是术前有放 / 化疗史的患者，须首选深静脉系统），其次是浅静脉系统，再次才是血管桥接。浅静脉系统的静脉血管由于其血管壁较厚，吻合难度较低，但浅静脉系统对引流管放置，术后体位等要求较高，增加了皮瓣危象的不确定因素。

第三节 受区关创的处理与注意事项

在经历了 3 ～ 4 小时的皮瓣基本就位与血管吻合成功之后，主刀医生已经出现了一定的体力和精力的消耗，经常会选择下台休息，把摆放负压球、关闭创面和气管切开交给一些不那么有经验的助手去完成。事实上，很多游离皮瓣的失败并不全部归结于皮瓣制备与血管吻合，有相当一部分问题是在关创过程发生的。在游离皮瓣的手术过程当中，可发生负压装置压迫血管蒂，或者局部严重的炎症造成局部血管栓塞，因此受区的关创非常重要。

一、负压管的摆放

相对于普通的口腔颌面部手术的创面，游离皮瓣手术的最大不同是有一到两处的血管吻合及血管蒂区域。血管蒂的动脉与静脉通畅是保证皮瓣成功的基础，物理性因素是影响血管蒂的最主要因素，静脉由于管壁较薄尤其容易受到物理性因素的影响。静脉张力过大、压力过大均会造成静脉的回流不足，从而影响整个皮瓣的存活，在关创过程当中，负压管如果与血管蒂交叉可造成静脉受压，同时关闭创面后负压球的负压力同样会造成回流静脉受压，导致回流受阻。

一般来说，避免与血管蒂交叉对于有足够外科经验的医生而言是不太容易忽视的问题。但对于刚开始做头颈部显微外科的医生而言，由于在手术中头部都是垫肩后仰过伸位，因此在术中看上去长度适合的负压管，很可能在术后由于体位变化，导致负压管位置移动，进而压迫血管蒂。同时负压管应该离开血管蒂区域足够距离（推荐 3 ～ 4 cm 以上），以避免术后体位的改变后，负压管对血管蒂的吸引导致管腔狭窄，进而造成回流不畅（图 8-7）。

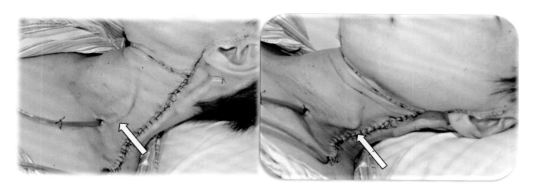

图 8-7　体位改变后引起负压管移动

二、足够充分的引流

在游离皮瓣的关创过程中，除了注意负压管避免与血管蒂的交叉和过度负压外，还应该考虑到引流不充分或者局部引流不畅可能造成局部积液，引起局部感染，影响皮瓣的愈合，同时如果感染区域覆盖了整个血管蒂的走形区域，可能因炎症刺激导致血管内膜增厚，进而影响皮瓣的血供。

在口腔颌面部手术当中，最容易出现引流不畅及积液的区域，根据作者的经验主要集中在口内皮瓣与残余组织间，下颌骨升支区域、上颌骨缺损近鼻腔区域以及为修复洞穿性缺损的皮瓣折叠区域，需要特别注意这些区域的引流放置，可分别考虑在口内放置橡皮引流片、负压引流管、碘仿纱条从鼻腔引流和口外放置橡皮引流片的方式进行解决（图 8-8 和图 8-9）。

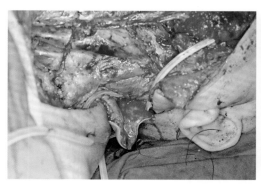

图 8-8　将引流管放置于低位并进行适当固定避免移动

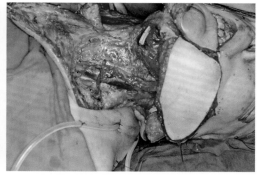

图 8-9　注意下颌骨残端及皮瓣折叠区域的引流

三、其他可能影响皮瓣的情况

前文已经叙述了局部压力过高及感染造成的炎症会对皮瓣的血流造成影响。因此在关闭创口的过程，任何可能造成肿胀等局部压力过高及局部感染的因素都应该努力避免，在临床实践中发现血肿、持续的口内外瘘、咽瘘、涎瘘和乳糜漏都可能造成严重后果，必要时候要进行外科再次手术的干预。

参考文献

1. 任振虎，吴汉江，谭宏宇，王铠，龚朝建，张胜. 35 例股前外侧游离皮瓣血管危象临床分析. 上海口腔医学. 2016, 1: 112–116.

2. Ren ZH, Wu HJ, Wang K, Zhang S, Tan HY, Gong ZJ. Anterolateral thigh myocutaneous flaps as the preferred flaps for reconstruction of oral and maxillofacial defects. J Craniomaxillofac Surg. 2014 Dec;42(8):1583-1589.

3. Yang Q, Ren ZH, Chickooree D, Wu HJ, Tan HY, Wang K, He ZJ, Gong CJ, Ram V, Zhang S. The effect of early detection of anterolateral thigh free flap crisis on the salvage success rate, based on 10 years of experience and 1072 flaps. Int J Oral Maxillofac Surg. 2014 Sep;43(9):1059-1063.

第九章
显微外科修复的术后
护理与监测

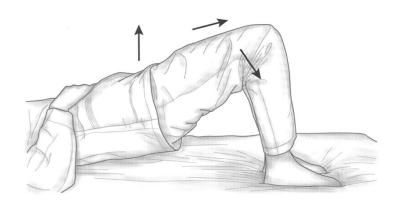

第一节　术后护理与皮瓣观察

一、基础生命体征监测

由于受到原有疾病、手术创伤及麻醉的干扰，术后早期患者可能出现呼吸、循环等多方面的生理功能紊乱，严重者可能危及生命。因此术后早期应对患者的生命体征进行严密的监护：在第一个 24 小时内，一开始应每 15 ~ 30 分钟测定一次血压、脉搏、呼吸、瞳孔、神志、血氧饱和度等；待各项生命指标平稳后可改为每小时 1 次，逐渐过渡到每日 4 次，及时做好相应的记录。当出现生命体征不稳定时，应及时汇报医生，协助做好相应的处理工作。

二、体位

手术当日取去枕平卧位，保持头部正中或略偏向患侧位，以减轻对血管蒂的牵拉，降低其张力，次日抬高床头 15° ~ 20°，以减轻组织肿胀及防止血管蒂受压而影响皮瓣血运，头部两侧用沙袋固定以适当限制活动。

三、呼吸道管理

注意保持呼吸道通畅，由于该手术时间长、范围广、出血量多，易致呼吸道水肿与血肿形成。应严密观察患者的呼吸情况、伤口渗血、口底肿胀、舌后坠及颈部肿胀情况，及时清理呼吸道内的呕吐物与分泌物，发现异常情况应及时报告医生及时处理。必要时遵医嘱给予超声雾化吸入，避免因痰液黏稠淤积而影响呼吸。对于未行气管切开的患者，床边备好气切包以备急用。

四、负压引流的观察与护理

由于手术创面大，且皮瓣移植后不主张使用止血药，反而要用抗凝抗血栓药物，术后渗血、渗液较多。护理时要注意保证引流管的通畅，避免引流管扭曲、受压、阻塞及脱落，注意观察记录颈部肿胀情况及引流液的量、颜色和性质，如颈部肿胀明显，引流液过多或过少，提示有积血或积液的可能。若引流量每日大于 400 ml，颜色鲜红易凝固，应考虑有出血的可能，需立即报告医生及时进行处理。一般引流管留置 5 ~ 7 天，量每日少于 20 ml 可考虑拔管。如果术后发现引流出大量乳糜样液体，注意是否发生乳糜漏，如发现乳糜漏需要拔除负压管，抽取积液后及时有效的加压包扎。

五、口腔护理

术后口腔内渗液、渗血多，口腔自洁能力差，易发生感染。术后每日进行口腔护理 2 ~ 3 次，口腔护理液可交替使用，护理时做到动作轻柔，尤其注意皮瓣转折处及前庭沟内的清洁。对于张口受限、口内痰液过干易形成痂块的患者可采用口腔冲洗的方法进行口腔护理，应注意吸引器管口不应触及皮瓣，以免损伤。

六、皮肤护理

修复重建术后早期由于体位的限制，机体抵抗力的下降，枕突、颈肩部的骨突部位容易受压；加上皮肤代谢物的积聚，局部细菌的繁殖，枕突、颈肩部容易形成压疮和感染。行皮肤护理时，应做到"七勤"、"二保持"和"一避免"：勤抬臀、勤擦洗、勤按摩、勤换洗、勤整理、勤检查、勤交班；保持卧具平整、干燥、保持皮肤清洁；避免拖、拉、推、擦等动作。指导患者每 2 小时抬臀以减轻骶尾部皮肤的压迫。尤其要注意颈肩部骨隆突及枕骨隆突部位的皮肤护理，可进行适当的皮肤按摩。对于皮肤潮湿者可使用爽身粉；皮肤干燥者可涂适量润滑剂；明显消瘦者可给予气垫床或软垫，以避免皮肤受压；同时加强全身的营养支持，避免压疮的发生。

七、疼痛护理

麻醉作用消退后，患者会感到术区疼痛，在术后 24 小时内最为明显，2～3 天后疼痛感会明显减轻。护理措施包括：①向患者解释伤口疼痛的原因，可能持续的时间，及其普遍性，消除患者的紧张情绪，增加患者的耐受力；②给患者提供舒适、安静的环境，放松心情，分散其对疼痛局部的注意力；可让其听广播、听音乐，缓解对疼痛的感受。③定时进行疼痛评估；④术后 48 小时内可适当使用镇痛药物，注意给药间隔，合理正确使用麻醉类止痛药物。⑤如术后 2～3 天后疼痛仍持续存在，或疼痛减轻后再度加重，应警惕血肿或感染的可能，及时反馈给医生采取相应的措施。

八、心理护理

重建修复手术范围大而复杂，术后常需行鼻插管或气管切开，伤口处可存在多处引流管，患者麻醉复苏醒来后，面对全身插满管子的自己常常会出现无措和认知、情感上的"休克"。应注意评估患者对手术应激的反应；主动介绍手术的情况；告知各种导管的作用和注意事项；指导患者采取可能达到的最舒适的体位；指导患者采用有效的沟通方法表达内心的感受和需求；对于术后早期伤口肿胀明显的患者应解释肿胀的原因，消除患者的顾虑；因术后疼痛及睡眠障碍导致的心理问题可采取相应的对症治疗。

九、受区皮瓣观察

对于有皮岛的移植，应做好定时观察。观察的频率具体为：手术当天 15～30 分钟观察 1 次；术后 1～3 天，至少每小时观察 1 次；术后 4～5 天，至少每 2 小时观察 1 次；术后 6～7 天，至少每 3 小时观察 1 次。观察的内容包括：皮岛的温度、色泽、皮纹、肿胀情况等。

1. 皮肤温度

正常皮瓣移植后，皮肤的温度一般在 33～35℃，与正常皮肤温差在 2℃ 以内，术后的低温效应多在 3 小时内恢复。如持续低温，大多为动脉痉挛；如出现皮肤温度骤降，应考虑动脉栓塞；如出现皮肤温度先升后降，则考虑静脉栓塞的可能；及时采取相应的措施。对于口外皮瓣，术后应用棉垫加以保温，调节室内温度不低于 25℃，另外，可使用红外线灯进行局部照射，照射时应注意灯与皮肤间隔一定距离（30cm），防止皮肤被灼伤。

2. 皮肤色泽

正常情况下移植物的皮肤色泽与供区周围的皮肤相似，如出现皮瓣颜色变淡、苍白，则可能动脉痉挛或栓塞；如出现散在瘀点，逐渐扩大，至整个皮瓣色泽暗红、紫黑，则可能静脉栓塞。动静脉同时栓塞则先表现为皮瓣灰暗、无光泽，黑白相间，逐渐呈洋红色，最后呈紫黑色。护士应定时观察皮瓣的颜色并做好记录，对于颜色异常的皮瓣，应做好异常颜色及范围的记录和交接班。

3. 皮纹

观察皮纹的情况以了解移植皮瓣的肿胀情况。皮瓣移植后一般先出现皮瓣的轻度肿胀，即组织肿胀，但皮纹没有消失；属于移植后的正常反应。如出现明显肿胀，即皮纹消失；或极度肿胀，如皮肤出现水疱，则考虑为静脉栓塞。动脉栓塞往往表现为组织干瘪，失去光泽。

4. 毛细血管充盈试验

在皮瓣血管危象发生早期或程度较轻时，可表现为轻度的充血或瘀血现象，以手指按压，放开后可见变白的区域再度泛红，泛红的过程越快，说明微循环的状况越好。如果该过程延长，多提示微循环功能差，超过 5 秒皮瓣危象抢救成功率低。

5. 针刺出血试验

对一些皮瓣颜色苍白、无法马上判断是否为动脉阻塞所致时，可采用此法。此法一般由医生执行，要求在无菌状态下进行，以 7 号针头刺入皮瓣深达 5mm，并适当捻动针头，拔起后轻挤周围组织，如见鲜红血液流出，提示小动脉血供良好，否则提示动脉危象。

6. 超声多普勒血流测定

部分重建修复术后，没有可供观察的皮岛，可在血管蒂标记处用多普勒血流仪探查血供情况。正常动脉血流可表现为枪击音，静脉血流表现为吹风样音。监测频率为：术后 15 ~ 30 分钟监测 1 次，稳定后每小时监测 1 次，并做好记录。持续 5 ~ 7 天，发现异常情况应及时通知手术医生进行处理。

十、供区护理

1. 腓骨及前臂供区术后应抬高 15° ~ 30°，观察其血液循环及肢体活动情况。

2. 胸部供区应观察呼吸情况，以防止术中气胸的产生。

3. 背阔肌、髂骨肌瓣供区，应观察伤口情况，局部使用腹带包扎。

第二节　术后药物应用

一、抗痉挛

血管痉挛是由于血管壁平滑肌强烈收缩，管腔狭窄，造成血流量减少。严重者可造成管腔完全闭塞。痉挛时间过长，可造成血管栓塞。对于游离组织瓣移植术后引起血管痉挛的原因较多，常见的是血容量不足、低血压、炎症或错误地使用血管收缩剂等，还有局部性因素如寒冷、机械刺激等均可诱发局部血管痉挛。

游离皮瓣手术成功与否，取决于移植皮瓣的微循环能否维持其生理功能，除了娴熟的显微外科技术外，术后血管危象的预防和处理也是非常重要的因素。皮瓣经过制备，切取，摆位，血管吻合前，游离组织瓣内的血管由于受缺血及失神经支配的双重影响，再灌注后对血液中的微量肾上腺素介质有着超敏现象，可导致血管发生高度痉挛。预防性的使用抗痉挛药物对于预防皮瓣微循环障碍有着非常重要的作用。

常用的抗痉挛药物：主要为扩张血管药物，扩张血管的药物分为扩张动脉药物，扩张静脉药物以及同时扩张动、静脉药物三种。扩张小动脉的药物有盐酸罂粟碱，酚妥拉明。扩张小静脉的药物如硝酸甘油，同时扩张动、静脉的药物有硝普钠。游离组织瓣的血管痉挛多为小动脉痉挛，临床上常用盐酸罂粟碱抗痉挛，30mg 肌内注射，每 8 小时 1 次。

二、抗凝

由于受到血管痉挛时间过长，局部血管受压，扭转，血管管径过细，血管内膜脱落等因素影响，导致血管内血流长时间淤积，最终导致血栓的形成，如不予以及时处理，则可导致整段血管蒂甚至毛细血管网的栓塞，导致组织瓣缺血，最终引起组织瓣坏死。

对于血栓的预防，除了娴熟的显微吻合技术之外，术中血管蒂摆位，引流管摆放都需要注意，关创前因仔细检查有无出血，避免术后血肿压迫。术后皮瓣常规护理同样重要，除了头颈部制动 5 ~ 7 天，防止血管蒂的牵拉和扭曲外，通常术后还应用药物扩容和抗凝。主要扩容和抗凝药物如下。

1. 右旋糖酐 40

右旋糖酐 40 可提高血浆胶体渗透压，增加血容量，减低血小板黏附性并抑制红细胞凝聚，降低血液黏稠度，降低周围循环阻力，疏通微循环。通常采用 500ml，每日静脉滴注。

2. 前列地尔

通用名为前列腺素 E1（PGE），其主要作用为：①改善血流动力学，通过增加血管平滑肌细胞内的 cAMP 含量，发挥其扩血管作用，降低管壁外周阻力；②改善血液流变学，PGE 可抑制血小板凝集，降低血小板的高反应和血栓素 A（TXA）水平，可抑制血小板活化，促进血栓周围已活化的血小板逆转，改善红细胞的变形能力；③ PGE 可激活脂蛋白酶及促进甘油三酯水解，降低血脂和血黏度；④ PGE 可刺激血管内皮细胞产生组织型纤溶性物质（tPA），具有一定的直接溶栓作用。⑤通过抑制血管平滑肌细胞的游离 Ca^{2+}，抑制血管交感神经末梢释放去甲肾上腺素，使血管平滑肌舒张，改善微循环。通常采用 $10\mu g$ 前列地尔 +10ml 生理盐水静脉推注，每日 1 次

3. 肝素（低分子肝素）

肝素是一种广泛应用的抗凝剂，主要用于预防和治疗静脉血栓。尽管肝素应用于临床取得了良好的效果，但是也带来了很多不良反应，如出血、肝素引起的血小板减少症、过敏反应等。而低分子肝素则具有注射吸收好、半衰期长、生物利用度高、出血副作用少、无须实验室监测等优点其在临床的应用不断扩大。游离皮瓣术后，如存在高凝风险（如受区血管条件差，术前 DD 二聚体增高，既往血栓性病史等），则应酌情使用低分子肝素抗凝，通常剂量为皮下注射，每 12 小时 1 次，使用时应定时检测患者凝血指标，逐步减量。

三、抗感染

对于口腔颌面部显微外科皮瓣修复后的患者来说，抗感染是一项极其重要和严峻的工作。这是由疾病性质及手术特点所决定的：①口腔是一个有菌环境，涉及口腔内的手术切口容易感染，且感染往往是由厌氧菌、需氧菌和兼性厌氧菌引起的混合性感染；②由于原发疾病、手术及麻醉的影响，患者术后免疫功能存在不同程度的下降，患者机会性感染风险值增加；③若皮瓣切口感染不能控制，可造成切口开裂、口内外瘘、皮瓣静脉炎进而皮瓣危象、咽瘘甚至颈动脉破裂等严重并发症；④颌面部大面积的皮瓣修复往往伴随着气管切开，使得术后患者肺炎风险增加。

抗感染的方式主要为全身用药与局部用药。

1. 全身用药

抗生素的使用应遵循合理用药原则，即：①有无指征应用抗菌药物；②选择的品种及给药方案是否正确，合理。

口腔颌面部显微外科围术期抗生素的使用分为预防性和治疗性两种：

（1）预防性使用抗生素　口腔颌面部显微外科手术常为清洁 – 污染或污染手术，需要术前预防性使用抗生素。一般首选具有广谱抗菌作用的头孢类抗生素，如头孢替安。在术前 0.5 ~ 2 小时内给药，或麻醉开始时给药，使手术切口暴露时局部组织中以达到足以杀灭手术过程中入侵切口细菌的药物浓度。如果手术时间超过 3 小时，或失血量大（＞ 1500ml），可手术中给予第 2 剂。抗菌药物的有效覆盖时间应包括整个手术过程和手术结束后 4 小时。对于术前已经形成感染者，应对症提前使用抗生素控制感染。

（2）治疗性使用抗生素　对于术后患者，因严密观察患者体温、心率、切口渗出状况，引流液性状，应每 1 ~ 2 天查血常规、CRP、PCT 等感染指标。对于气切患者，术后前 3 天，应送痰培养。如发现感染迹象，应及时调整抗生素，并送细菌培养。在细菌培养结果未明确时，可根据口腔颌面部感染特点，选择经验用药。口腔颌面部感染以混合性感染为主，应选择覆盖需氧菌、厌氧菌、兼性厌氧菌的抗生素使用方案。宜早起足量使用抗生素。常采用青霉素类药物；对于青霉素类过敏的患者可选用克林霉素；当需要广谱类抗生素时选用头孢类；对于厌氧菌则使用甲硝唑、替硝唑或奥硝唑；对于真菌感染可使用氟康唑、咪康唑；通常将抗需氧和厌氧的药物联合使用。再根据细菌培养及药敏实验的结果及临床治疗效果再做调整。

2.局部用药

应鼓励患者使用漱口水清洁口腔。常用漱口水有：康复新、氯己定、浓替硝唑、5% 碳酸氢钠溶液。应交替使用。每日需对患者行口腔护理，用盐水棉球轻轻拭去患者口内血凝块、痰液、食物残渣、假膜。

第三节 术后营养支持

口腔颌面部肿瘤患者术后组织缺损导致咀嚼及吞咽器官异常，引起患者进食障碍，导致营养不良甚至恶病质，然而营养不良会降低机体抵抗力，影响康复进程。因此改善患者营养状况有其特殊的临床意义。

一、营养指标测量

1. 身体质量指数（body mass index，BMI）

BMI= 体重（kg）/ 身高（m^2）

成人的 BMI 数值：过轻——低于 18.5 kg/m^2；正常——18.5 ~ 23.9 kg/m^2；过重——24 ~ 27 kg/m^2；肥胖——28 ~ 32 kg/m^2；非常肥胖——高于 32 kg/m^2。小于 18.8 kg/m^2 为营养不良。

2. 上臂肌围测定（arm muscle circumference，AMC）

首先测定三头肌皮褶厚度（tricep skinfold thickness，TSF），采用皮脂厚度计测量，重复 2 次，3 次所测的数值误差不超过 5% 时取平均值，超过 5% 时测量第 3 次并取平均值。再采用医用皮尺测量上臂围（arm circumference，AC），根据如下公式测定上臂肌围。

AMC（mm）=AC（mm）- 3.14 × TSF（mm）

男性：TSF < 17.47mm、AC < 24.66cm、AMC < 22.77cm 提示营养不足；

女性：TSF < 13.77mm、AC < 23.22cm、AMC < 20.88cm 提示营养不足。

3. 肌酐 - 身高指数测定

收集 24 小时尿，测出 24 小时尿肌酐值，按下式求出肌酐身高指数（CHI）：

CHI= 受试者 24 小时尿肌酐排出量（Mg）/ 受试者身高标准体重 24h 尿肌酐排出量（mg）× 100% 患者的肌酐 - 身高指标数与健康成人对比，90% ~ 110%

为营养状况正常，80% ~ 90% 为轻度营养不良，60% ~ 80% 为中度营养不良，低于 60% 为重度营养不良。

4. 营养风险筛查

采用营养风险筛查 2002（nutritional risk screening 2002，NRS 2002）在入院 24h 内评估患者的营养风险。NRS 2002 是 2002 年欧洲肠内肠外营养学会提出的，主要用于筛查住院的成年患者所存在的营养风险，由体质指数、膳食摄入变化、近期体质量变化、原发疾病对营养状态影响的严重程度 4 方面构成，如患者年龄 > 70 岁，总分加 1 分。评分 ≥ 3 分为存在营养风险，需制订营养支持计划，评分 < 3 分暂不需营养支持，但要定时进行营养风险筛查。

二、肠内营养支持

术后患者不能经口进食，往往需要行鼻饲饮食，若鼻饲营养支持长达 4 周以上，建议行经皮内镜下胃造瘘术。

饮食的配制

（1）一般制成流质或糊糊状膳食，根据鼻饲管口径的大小，使食物能顺利通过为宜，避免食物阻塞管腔而影响进食；

（2）注意食物的多样化和各营养要素的配比，碳水化合物占 55% ~ 60%，脂肪 15% ~ 20%，蛋白质 20% ~ 30%，适量的纤维素以促进肠蠕动、防止便秘；适量的无机盐、维生素及水分等。以清淡为主，给予谷类、肉类、蛋类、豆类、蔬菜、水果、糖、盐、油等多种食物，经常更换食物种类，避免食物单一而使患者营养缺乏，影响术后的康复。

（3）配制好的食物应经过适当过滤，使其细软无渣，一方面防止阻塞，另一方面也有利于患者营养的吸收。

（4）食物制备及使用的过程，要严格卫生要求，用具必须洗净消毒，防止肠源性感染。

（5）由于营养液是细菌极好的培养基，极易污染；因此营养液应新鲜配制，开瓶后及时用完。

（6）适当补充果汁，以补充维生素，但要注意果汁与牛奶分开注入，以免形成凝块，影响吸收。

三、肠外营养支持

适当经深静脉补充复方氨基酸、脂肪乳、维生素类药物。肠外营养制剂既有普通输液制剂的一些共同特点，但又不同于普通输液制剂，比普通输液制剂有更高的质量要求。其具体质量要求和特征如下：

（1）pH 值应调整在人体血液缓冲能力范围内：血液的 pH 值约为 7.4。

（2）适当的渗透压：血浆渗透压 280 ~ 320 mmol/L。

（3）必须无菌、无热源。

（4）微粒异物不能超过规定：微粒最大直径应不超过 10 mm。

（5）无毒性：某些输液如水解蛋白质，要求不能含有引起过敏反应的异型蛋白质。

（6）相容性良好、稳定性良好。

（7）使用方便、安全。

第四节 术后康复训练

一、颞颌关节功能锻炼

1.开口与闭口锻炼—叩齿

（1）大开合锻炼 患者双手拇指指腹贴在太阳穴上，双手微用力压住太阳穴。同时将下颌下降1cm以上，此时髁状突位于并且止于关节结节的正下方。然后迅速闭口，使下颌回到正中合，上牙与下牙相互有节奏地叩击作响，用力不宜过大，所有牙齿都叩到。此节动作连续做30次，休息20分钟。

（2）最大开合锻炼 患者最大限度地张口，形似打哈欠，充分暴露口腔。使位于关节结正下方的髁状突仅在原位转动，不再继续向前滑动。然后闭口，使下颌回到正中合，髁状突位于关节凹的正中下方，不发生上下牙间的叩击音。此节动作连续做30次，休息20分钟。

2.侧向与前伸锻炼

磨牙 患者口唇闭合，上牙和下牙交替进行侧向与前伸锻炼，使牙齿的咬合面受到摩擦。前伸锻炼时，下颌前牙需要越过覆盖的上前牙。侧向锻炼时侧髁状突进行滑动，而另一侧髁状突进行转动。本组动作连续做20次，休息20分钟。

3.咀嚼肌锻炼

患者口唇闭合，用力将两侧颊部向口腔前庭外侧伸展，使颊部吹鼓如半球形，保持10秒还原。继续将两侧颊部向口腔前庭内部用力吸纳，使颊部尽量凹陷，同样需保持10秒还原。本组动作交替重复做20次，休息20分钟。

二、口唇运动锻炼

1.张口发"a"、"si"、"wu"音。

2. 唇周使用冰块、指尖叩打后依次给予按摩、抗阻力锻炼。

3. 缩唇吹口哨、缩腮与吹气交替锻炼口唇肌肉，每日 2 次，每次 20 遍。

三、舌功能锻炼

1. 用吸舌器或纱布裹住患者舌体缓慢向前或向左右拉伸，用舌刮刺激按摩舌体，20 min/ 次，每日 2 次。

2. 用吸舌器将患者舌体拉向健侧，同时嘱咐患者舌后缩对抗阻力，每组 20 次，每日 2 组。

3. 嘱患者舌尖伸出门齿，用压舌板置舌面上或在舌下施力，嘱患者行抵抗阻力训练，持续每次 20 s/ 次，每组 10 次，每日 2 组。

4. 把充气 3 ~ 5 ml 的气囊置于患者舌面，指导患者用力将气囊向上和向后施力，持续每次 20 s/ 次，每组 10 次 / 组，每日 10 组。

5. 指导患者练习舌操，舌尖前伸、后缩、舔左唇角、舔右唇角、舔门牙、舔两腮、向左或向右绕唇 1 圈和顶软腭运动，每个动作重复每日 50 次。

四、咽津锻炼

舌尖上抬搅动上颚，促进唾液分泌，然后交替在抬头和低头时做空吞咽动作，使唾液下咽，出现呛咳停止练习；若唾液过少难以做吞咽动作，可用 2 ~ 4 根棉签蘸水吸吮（或含适量水）后再做吞咽动作。

五、床上肢体活动

1. 准备运动

双上肢行用力握拳、充分伸展五指、屈伸腕关节、肘关节及上下提升肩关节锻炼。

2. 双下肢行足趾运动

双足趾伸直、双足趾屈曲，每个动作保持 5 ~ 10 秒，每个动作后需放松双足 5 秒，重复做 5 组（图 9-1）。

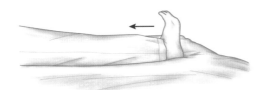

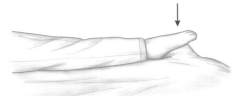

图 9-1　双下肢行足趾运动　　　　　　　　图 9-2　踝关节运动

3. 踝关节运动

双足背伸、双足跖屈、双足左旋、双足右旋，每个动作保持 5 ~ 10 秒，每个动作后需放松双足 5s，重复做 5 组（图 9-2）。

4. 摒大腿

仰卧位下，勾脚背的同时，绷紧大腿上方肌肉，将膝关节向床面下压，每天 3 ~ 5 组，每组 10 个，每个须摒 10 秒，放松 10 秒（图 9-3）。

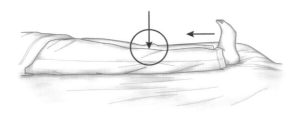

图 9-3　摒大腿

5. 直腿抬高

仰卧位下，直腿抬高 30°，在最大高度停留 10 秒后缓慢放下，放松休息 10 秒。要求：一侧屈膝屈髋，另一侧脚尖绷起，保持膝关节伸直，放下时缓慢匀速。要求快抬慢放，每组 10 次 / 组，每日 3 组（图 9-4）。

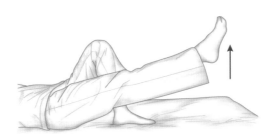

图 9-4　直腿抬高

6. 桥式运动

患者仰卧位，两腿撑于床面，抬高屁股使其离床面，尽量保持下肢和躯干成一直线，维持 10 秒，然后慢慢地放下，放松休息 10 秒。每组 5 ～ 10 次 / 组，每日 3 ～ 5 组。

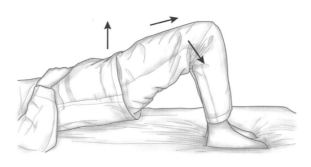

图 9-5　桥式运动

六、肩颈功能康复训练

行颈部淋巴清扫术的患者，术后多主诉同侧手臂和肩部疼痛并有功能障碍。患者术后第 2 天或第 3 天即可进行肩部或臂部的被动运动。去除引流管和敷料后，患者可进行主动运动和肌肉的锻炼。在患者术后 1 个月开始进行颈肩部功能锻炼。

1. 低头和抬头

低头时下颌尽可能贴近胸壁，抬头时头向后。

2. 转动颈部

左右转动颈部接近 90°。

3. 左右屈颈

耳朵向左右贴近肩部。

每个动作保持 3 ～ 5 秒，动作幅度由小到大，休息 1 分钟，重复所有动作，练习 3 ～ 4 个循环，每日练习 3 次，锻炼至患者感觉无颈部牵拉感为宜。

参考文献

1. 赵学敏，郭燕，魏君丽，等. 前臂皮瓣移植修复颊黏膜癌术后缺损的护理 19 例 [J]. 中国实

用护理杂志 ,2004,20（1）:14-15.

2. 李爱凤 . 前臂游离皮瓣修复口腔颌面部软组织缺损的护理体会 [J]. 广西医科大学学报 ,2006,23（6）:1040-1041.

3. 邵丽红 , 叶国凤 . 口腔颌面部游离组织瓣移植术后 45 例的功能训练 [J]. 护理与康复 ,2016,15（07）:649-650.

4. 季红博 , 林枫 , 丁慧 , 胡翠琴 , 周士枋 . 吞咽功能障碍病人行吞咽训练的效果观察 [J]. 全科护理 ,2008（31）:2843-2845.

5. 黄卓珊 , 张大明 , 王友元 , 肖灵君 , 陈伟良 . 早期吞咽训练对舌癌术后吞咽障碍及生活质量的影响 [J]. 中国口腔颌面外科杂志 ,2017,15（03）:249-253.

6. 王莉莉 . 张闭口功能康复训练对颌面部创伤患者张口受限的预防研究 [J]. 中国疗养医学 ,2018,27（06）:592-593.

第十章
显微外科血管危象的
表现与防治

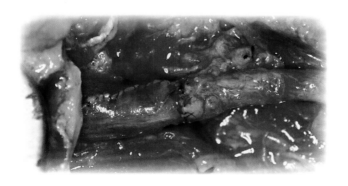

游离组织皮瓣是口腔颌面部缺损的重要修复手段，其成功与否关系患者术区愈合以及远期生存质量。血管危象是导致游离组织皮瓣愈合不良甚至坏死的首要危险因素。准确而有效地观察、判断血管危象并予以采取正确的应对措施，可以降低游离组织皮瓣预后风险，从而提高成功率。

第一节　缺血再灌注损伤以及血管吻合口愈合过程

血管内皮细胞（Vascular endothelial cell）是一种薄层的上皮细胞，细胞之间相互紧密连，作为屏障存在于血液与血管平滑肌之间。除屏障作用外，血管内皮细胞还兼具内分泌功能并参与血管新生。缺血再灌注损伤是指局部组织在各种原因下发生缺血，血流恢复导致继发损伤的现象。缺血再灌注损伤分为两个阶段：缺血损伤阶段以及再灌注损伤阶段。

1968年，Ames及其同事在研究兔脑血循环时首次描述了长期缺血对微循环造成的不可逆损伤，并将其命名为"无复流现象"（No-reflow phenomenon）；初步揭示缺血再灌注损伤的机制：长时间缺氧会引起组织细胞内富氧组织、高能组织消耗，导致自由基的释放，继而引发血管内皮损伤；受伤的内皮进一步释放细胞因子，引起炎症反应、血小板凝结以及内皮细胞肿胀，最终引起微循环完全栓塞。缺血组织进行再灌注时，会在局部产生大量的活性氧簇，进而诱导血管内皮细胞凋亡。大量的活性氧簇可以氧化生物膜，引发脂质或氧化反应，影响细胞膜的运转能力以及内分泌功能。同时大量的活性氧簇可以直接破坏蛋白质结构，引起蛋白质变性，改变部分蛋白质酶的功能。

组织耐受缺血前保持活力的最长的时间称为缺血临界时间（critical ischemia

time）。从血管蒂切断到血管再次吻合，间隔时间称为初期临界缺血时间。血管吻合失败导致皮瓣缺血时间称为继期临界缺血时间。游离组织皮瓣的成功率与初期临界缺血时间成反比。再灌注时间与游离组织皮瓣成功率成正比，与皮瓣对于继发临界缺血的耐受能力成反比。游离皮瓣移植无法避免缺血再灌注；缺血时间过长会导致皮瓣微循环衰竭，此时尽管血管蒂动静脉通畅，皮瓣仍旧无法存活。由此，游离皮瓣断蒂之后应当尽快吻合，将缺血再灌注损伤减至最低。

血管吻合口的愈合分为三个周期：麻痹期，超敏期，恢复期。

麻痹期：术后 48 小时以内，血管内平滑肌处于肿胀状态：肌丝、线粒体等结构被破坏。血管处于麻痹状态，不易发生血管痉挛。

超敏期：术后 49 ~ 96 小时，血管平滑肌肿胀开始消退：肌丝以及功能结构已经趋于正常，平滑肌对外界刺激产生收缩反应，但无舒张能力。

恢复期：术后 97 小时以上，血管平滑肌内的局部坏死灶消失，细胞器结构修复，新生平滑肌细胞出现并逐渐成熟。血管舒张功能逐渐恢复，功能基本恢复正常。

第二节　游离组织皮瓣血管危象的原因

一、患者因素

既往文献提及皮瓣危象相关的患者因素主要包括年龄、既往放疗化疗史、既往手术史、全身基础性疾病。高龄患者因机体衰老等因素，多伴有基础性疾病，在此基础上具有较高的围术期并发症风险，包括皮瓣危象。高龄患者应当完善术前评价，积极治疗基础性疾病，使患者机体处于最佳状态以耐受手术。

术区既往有手术史、放疗史的患者，尤其是曾接受游离皮瓣移植的患者，游离皮瓣重建难度大，皮瓣血管危象概率高且伤口愈合速度较慢。患侧既往接受过放疗和手术治疗，受区血管质量较差时，可同期使用对侧健康血管或行血管移植。术前接受化疗的患者，应当明确化疗期间所使用血管，由于化疗药物对于血管内皮存在一定损伤风险，术中应避免使用此类血管。

二、技术因素

术者应熟练掌握不同皮瓣的解剖，术中注意保护重要解剖结构，全程动作柔和。制备完成后应观察血管蒂、穿支血管的充盈搏动状况。禁止暴力操作，以免损伤穿支以及血管蒂，进而降低后期血管危象风险。

显微外科术者除既往基础训练外，还需要保持每月 1 ～ 2 次的操作训练。扎实的显微外科技术是提高血管吻合质量、缩短初期缺血时间的有力保证。不当的显微外科操作可引起内膜损伤、血管壁内卷、壁层对合不齐等问题，进而引起血管内湍流以及血栓形成。

术区组织肿胀对于血管蒂会产生一定的压力，建议将血管蒂置于硬性支撑物保护之下：可将血管蒂由颌骨内侧通过，借助颌骨抵御外界压力；同时还应避免血管蒂直接面对尖锐的骨壁，尖锐的骨壁应予以磨平。

显微外科的操作室温应当保持在 22℃ 及以上，防止低温会引起血管痉挛。低温情况下，应对皮瓣进行局部加热（例如热毛巾湿敷）并使用抗血管痉挛药物。

三、机械因素

游离组织皮瓣移植过程中，由于供区血管蒂长度不足或者受区距离缺损区域过长，会导致血管蒂吻合长度不足，强行吻合会引起血管蒂尤其是吻合口附近张力过大，进而引起吻合口针眼撕裂、管腔狭窄，最终引起血管危象乃至皮瓣坏死。

皮瓣就位时未注意血管蒂与受区血管的相对位置关系，导致吻合之后的血管蒂发生扭曲，长时间的扭转会导致局部应力集中，进而引起血栓形成（图 10-1）。血管吻合之后可在周围组织缝合 1 ~ 2 针，固定血管走行。

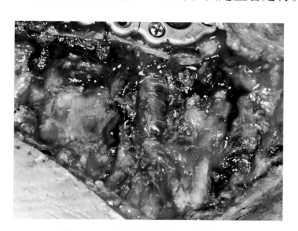

图 10-1　皮瓣静脉扭转导致血栓

患者头部位置与血管走行密切相关，最佳头尾是指血管蒂处于无张力或低张力，且没有过度迂曲的位置：正中位在多数情况下符合上述要求，故而最常被使用。患者术中多为后仰位，此时血管蒂长度相对于术后应处于略长状态，应避免此时血管过度迂曲，必要时可在周围组织悬吊几针以固定血管走行。头部位置向术区偏斜，可有效减少血管蒂纵向张力，血管蒂长度不足的患者可酌情使用。最佳的头部位置应当在术后即刻写入医嘱，围术期可用沙袋固定置于患者头部两侧以固定头部位置。术后 1 周内血管蒂周围不可使用系带固定氧气面罩等装置。

第三节　游离组织皮瓣的术后观测

游离组织皮瓣抢救成功率与抢救时机有着非常重要的联系，较早发现危象并予以及时探查是皮瓣抢救成功的有力保障。临床观察主要针对皮瓣的颜色、温度、毛细血管充盈情况等。

自然光观察下：游离组织皮瓣的颜色应当与供区正常组织皮肤颜色接近，按压之后局部颜色变淡淡，短时间内恢复原有颜色。如果皮瓣颜色发紫则说明静脉血流淤积；如果皮瓣颜色苍白则说明动脉血液关注不足。对于穿支皮瓣，还可使用多普勒探测仪对穿支点的血流信号进行检测。

皮瓣移植之后常出现温度下降，但是与周围正常组织的温差应该在 3 ~ 6℃以内。对于面积较大的皮瓣，应当在表面覆盖棉垫予以保温，并予以白炽灯外部加热（距离组织 30cm 左右）。

皮瓣表面的皮纹应当与供区组织的皮纹相近，如果出现组织肿胀、皮纹消失，则应当考虑血管危象可能。皮瓣的质地在术后短时间内会因为组织肿胀而较正常组织偏硬，但是质地会随着时间推移逐渐变软，如肿胀持续加剧、质地进一步变硬，则应当考虑血管危象。

动脉吻合口的血栓常发生在吻合后数分钟或者数十分钟，吻合口血栓的发生与血管痉挛关系密切：血栓形成前常常有多次血管痉挛出现，针对反复痉挛的血管应当在术中立即探明吻合口是否出现血栓并进行处理。

术后 6 小时以内应当每半时观察皮瓣，6 小时以后至术后 5 天应该每 1 小时观察皮瓣，如有异常，应及时处理。针对出现异常临床症状的皮瓣，应当及时判断危象可能的来源，在后续探查过程中可做到有针对性。手术台上打开创面后应当去除血凝块并检查血管蒂充盈以及回流情况。

皮瓣术后 3 天之内为血管危象的高风险期，建议将患者送入 ICU 并由专职护士予以护理。术后 6 小时以内应当每半时观察皮瓣，6 小时以后应该每 1 小时观察皮瓣，如有异常，应及时处理。

第四节　血管危象的防治

血管危象的防治工作，应当贯穿于整个手术及术后治疗过程。术前检查的时候应当从患者全身情况出发，对于糖尿病等全身性系统性疾病应当予以纠正，将此类疾病的负面影响降至最低。对于老年患者，还应当检查皮瓣受区及供区血管质量（尤其是粥样斑块的形成）以及解剖变异情况并采取提前应对措施。

一、血管痉挛的防治

血管痉挛主要发生在术中或术后 48 小时，术中的暴力操作、灌注不足，温度过低等因素均可能引起血管痉挛。

显微操作全程室温应当保持在 25 ~ 30℃，操作时间控制在 1 小时以内，可在术前 1 小时予以静脉缓慢滴注右旋糖酐 500 ml（3 小时左右滴完）。吻合血管前还可在吻合口及邻近管腔内灌注低分子肝素，进一步增加吻合区血管通畅性。吻合过程中应尽可能一次性完成，尽可能保持血管内膜完整性，吻合过程中可使用血管冲洗水冲洗吻合口。针对已经发生的血管痉挛，可局部注射 0.3% 罂粟碱或 2% 利多卡因予以缓解。血管吻合应当在皮瓣就位之后进行，尽可能避免血管蒂扭转迂曲。血管蒂周围应尽可能建立支撑物，避免血管受压。术后 5 天以内应予以头部制动，每天使用 500ml 右旋糖酐 40 静脉滴注，必要时可以使用低分子肝素半支（0.2ml）间隔 12 小时皮下注射。

二、静脉血栓的处理

静脉吻合口血栓常发生于术后 12 ~ 24 小时，血栓形成早期，皮瓣内血液可由边缘毛细血管缓慢流出，从而缓解皮瓣危象。皮瓣边缘毛细血管血栓形成后，静脉危象对应的临床症状才会出现（图10-2）。由此，术后12～24小时内皮瓣边缘的持续性缓慢渗血应当引起重视，需重点考虑是否为静脉危象早期表征。

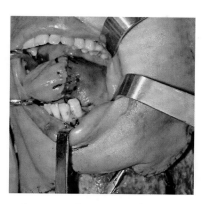

图10-2　皮瓣静脉危象的表现

皮瓣一旦出现血管危象，无论其来源，均应当立即予以低分子肝素1支皮下注射，而后再行后续探查。当诊断为静脉血栓形成且确认动脉通畅时，应当剪断栓塞部分，使用血管水冲洗吻合口及附近血管，轻轻用镊子除去静脉内可见血栓（图10-3），并予以皮瓣按压，尽可能将血栓排除出静脉。早期发现的静脉血栓形质地较为新鲜且可以自行滑出，上述操作后皮瓣静脉回流可能恢复；如静脉血栓已完全硬化，完全堵塞皮瓣微循环，则皮瓣的抢救成功机会极其渺茫（图10-4）。

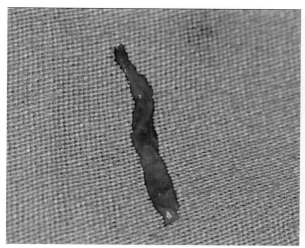

图10-3　取出后的皮瓣静脉内血栓

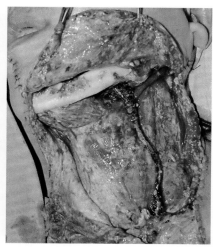

图10-4　静脉血栓晚期堵塞皮瓣微循环及受区血管

对于术中血管重建后于吻合口即刻发现的极早期血栓形成，应切除吻合口以及皮瓣内残留血栓，同时使用小血管冲洗水灌洗，确认血栓清除完毕且静脉回流恢复之后再次吻合（图10-5）。

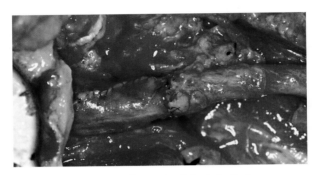

图10-5　清除血栓重新吻合静脉

三、动脉血栓的处理

动脉血栓多发生于首次皮瓣术后，与受区动脉选择不当或吻合操作不佳相关。部分血压较低且血容量不足的患者也可诱发动脉血栓形成。皮瓣低温且苍白是动脉血栓最直接的临床症状（图10-6），此时针刺皮瓣或切开皮瓣边缘无法观察到鲜血流出。探查可见血管蒂动脉偏离吻合口，搏动消失。此时应当切开动脉并清除动脉内可见血凝块，在皮瓣动脉处理至健康血管外观后，予以再次吻合，而后观察皮瓣血供是否恢复。如果动脉蒂血凝块已经硬化，多数情况下无法被清除继而恢复皮瓣血供。此时应当考虑更换皮瓣。

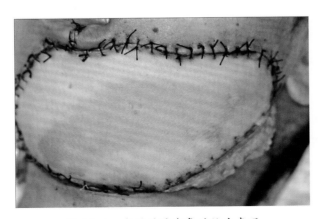

图10-6　皮瓣动脉危象的临床表现

四、受区感染的处理

由于解剖部位的特殊性，头颈部手术存在一定的皮瓣受区感染风险。吻合口附近感染更是血栓形成的重要诱发因素。"红肿热痛"是头颈部术区感染较为典型的症状。此外，持续的低热或高热、伤口开裂流脓、特殊气味弥漫也可作为感染的症状予以重视（图 10-7）。

术区积液及口内瘘口是最常见的感染因素。皮瓣术后应当充分引流并预防性使用抗生素，以降低术区积液、感染风险。对于已经发生且无法床边处理的内瘘口，应当予以二次手术关闭。

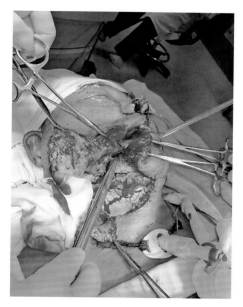

图 10-7　皮瓣移植术后感染

参考文献

1. Mark Urken et al. Multidisciplinary Head and Neck Reconstruction: A Defect-oriented Approach. New York: Lippincott, Williams & Wilkins (1st edition). 2011.

2. Yang X, Li S, Wu K, Hu L, Liu W, Ji T, Hu Y, Xu L, Sun J, Zhang Z, Zhang C*. Surgical exploration of 71 Free flaps in crisis following head and neck reconstruction. Int J Oral Maxillofac Surg. 2016;45(2):153-7.

3. Ho MW, Brown JS, Magennis P, Bekiroglu F, Rogers SN, Shaw RJ, et al. Salvage out-

comes of free tissue transfer in Liverpool: trends over 18 years (1992-2009). Br J Oral Maxillofac Surg. 2012; 50: 13-8.

4. Wolff KD, Holzle F, Wysluch A, Mu ¨cke T, Kesting M. Incidence and time of intraoperative vascular complications in head and neck microsurgery. Microsurgery. 2008;28:143-6.

5. Yu P, Chang DW, Miller MJ, Reece G, Robb GL. Analysis of 49 cases of flap compromise in 1310 free flaps for head and neck recon- struction. Head Neck 2000; 31:45-51.